Asmus Finzen

Stigma psychische Krankheit

Zum Umgang mit Vorurteilen, Schuldzuweisungen und Diskriminierungen

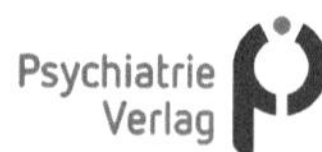

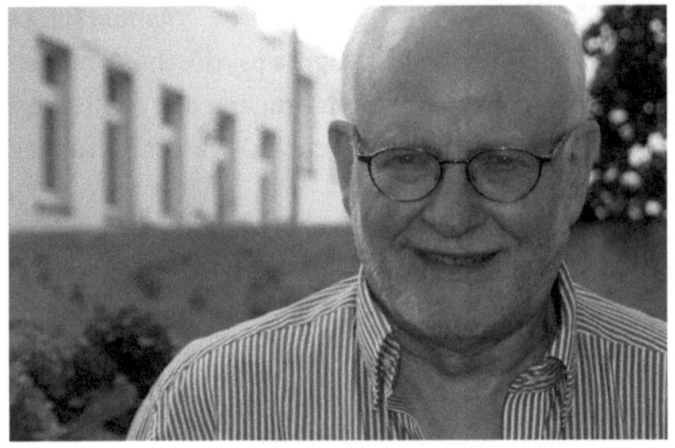

Asmus Finzen, Jahrgang 1940, Professor der Psychiatrie, engagiert sich seit mehr als vier Jahrzehnten für Menschen, die an schizophrenen Psychosen erkranken. Als Klinikleiter war er sowohl in Deutschland (Wunstorf) als auch stellvertretend in der Schweiz (Basel) tätig. Seine zahlreichen Veröffentlichungen in Fach- und Tagespresse fanden ein breites Echo. Seit seiner Emeritierung setzt er sich verstärkt für Patientenrechte, für gleichberechtigte Patient-Therapeut-Beziehungen sowie gegen Vorurteile, Diskriminierung und Stigmatisierung psychisch Kranker ein.
Kontakt: asmus.finzen@t-online.de

Asmus Finzen

Stigma psychische Krankheit

Zum Umgang mit Vorurteilen, Schuldzuweisungen und Diskriminierungen

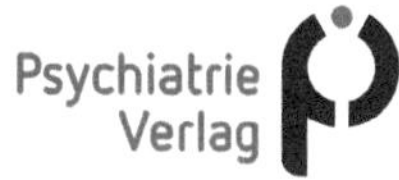

Asmus Finzen

Stigma psychische Krankheit

Zum Umgang mit Vorurteilen, Schuldzuweisungen und Diskriminierungen

1. Auflage 2013

ISBN-Print: 978-3-88414-575-3

ISBN-PDF: 978-3-88414-841-9

Bibliografische Informationen der Deutschen Nationalbibliothek
Die Deutsche Nationalbibliothek verzeichnet diese Publikation in der Deutschen Nationalbibliografie; detaillierte bibliografische Daten sind im Internet über https://portal.dnb.de abrufbar.

Weitere Bücher zum Umgang mit psychischen Störungen unter:
www.psychiatrie-verlag.de

Psychiatrie Verlag GmbH
Ursulaplatz 1
50668 Köln
info@psychiatrie-verlag.de

Lektorat: Uwe Britten, textprojekte, Geisfeld
Umschlaggestaltung: GRAFIKSCHMITZ, Köln unter Verwendung eines Fotos von Harald Biebel / fotolia.com
Typografiekonzeption: Iga Bielejec, Nierstein
Satz: Psychiatrie Verlag, Köln
Druck und Bindung: CPI Druckdienstleistungen GmbH, Erfurt

Vorwort

Psychische Krankheiten sind immer noch ein Tabu. Nach wie vor leiden Menschen mit psychischen Störungen unter Vorurteilen und Schuldzuweisungen, unter Diskriminierung und Stigmatisierung. Weniger vielleicht, wenn sie von Depressionen und Ängsten geplagt werden; mehr allerdings, wenn sie als »psychotisch« oder »persönlichkeitsgestört« gelten. Das Leiden am Stigma kann so ausgeprägt sein, dass es wie eine zweite Krankheit wirkt. Es beschädigt das Selbstwertgefühl, es macht hoffnungslos und resignativ. »Why try?«, also: »Warum soll ich es überhaupt versuchen?«, ist in der angelsächsischen Antistigma-Debatte zum geflügelten Wort geworden. Die Recovery-Bewegung hat in den letzten Jahren zwar den Slogan »Hoffnung macht Sinn« dagegengesetzt; doch wer psychisch krank ist, wer psychisch kranke Menschen behandelt und wer als Angehöriger mit ihnen zu tun hat, wird immer wieder mit Vorurteilen konfrontiert, nicht zuletzt weil es an positiven Vorbildern noch fehlt.

Es hat in der ganzen Welt vielfältige Ansätze zur Antistigma-Arbeit gegeben. Die meisten hatten das Ziel, die Stellung der Betroffenen durch Aufklärung der Öffentlichkeit zu stärken. Man kann sich vorstellen, wie mühsam solche Versuche sind, nimmt man sich doch nichts weniger vor, als die Einstellung und Haltung der ganzen Bevölkerung zu ändern. Weniger anspruchsvoll, dafür aber wirksamer ist es, Teile der Gesellschaft direkt und gezielt anzusprechen, etwa politische Verantwortungsträger auf allen Ebenen, Schüler und Lehrer, Polizisten, Nachbarschaften von psychosozialen Einrichtungen, Betriebe – aber auch psychiatrisch Tätige. Der Hamburger Psychologe Thomas Bock hat dafür den Begriff der »Antistigma-Kampagne von unten« geprägt.

Heute arbeiten alle diese Initiativen mit psychiatrieerfahrenen Menschen und ihren Angehörigen zusammen. Ermutigende Vorbilder kommen zudem aus der Selbsthilfe. Sie versuchen Neu-Erkrankte dafür zu sensibilisieren, was Vorurteile und Stigmatisierung jenseits der Krankheit und ihrer Symptome mit ihnen machen. Sie unterstützen sie dabei, das Unrecht zu erkennen, das ihnen zugefügt wird, und sich dagegen zu wehren. Und sie helfen ihnen, mit wiedererlangtem Selbstwertgefühl neue Wege im Umgang mit ihrem Leiden zu gehen und sich vielleicht sogar selbst in Betrieben, Schulen und auch in psychiatrischen Ausbildungen und Fortbildungen zu zeigen und ihrerseits zu Vorbildern zu werden. Nicht nur Genies wie John Nash *(A Beautiful Mind)* können lernen, mit psychischen Erkrankungen zu leben.

Dieses Buch ist keine Handreichung. Es will die Hintergründe von Vorurteilsbildung, Diskriminierung und Stigmatisierung ausleuchten und Ansätze der Antistigma-Arbeit vorstellen. Es will Betroffenen und Mitbetroffenen, den in der Psychiatrie Tätigen und zugewandten Teilen der Öffentlichkeit zeigen, wo und wie Strategien zum Umgang mit der Stigmatisierung ansetzen müssen und können.

Asmus Finzen
Berlin, im Sommer 2013

Psychose und Stigma – die Herausforderung

Vorurteile, Diskriminierung und Stigmatisierung sind ein immerwährendes Dilemma für psychisch erkrankte Menschen und ihre Angehörigen, aber auch für die in der psychiatrischen Versorgung Tätigen. Schwere psychische Störungen sind Krankheiten, über die man, wenn man sie hat, tunlichst nicht spricht. Sie sind mit gesellschaftlichen, kulturellen Vorurteilen belastet und führen zu vielfältiger Diskriminierung. Die Vorurteile übertragen sich auf die Kranken. Diese gelten dann als unzuverlässig, oft als unzurechnungsfähig oder gar gefährlich – und das unabhängig von ihrer Leistungsfähigkeit und ihrem je aktuellen Gesundheitszustand.

Wenn man »darüber« reden muss, spricht man besser von »Depressionen« als von »Psychosen«, erst recht nicht von »Schizophrenie«. Was für den Einzelnen richtig und wichtig ist, hat aber Konsequenzen für die gesellschaftliche Wahrnehmung dieser Krankheiten, insbesondere der Psychosen aus dem schizophrenen Formenkreis. Lange Zeit galt: Kaum jemand außerhalb des engsten Freundes- und Familienkreises hatte je einen genesenen Schizophreniekranken kennengelernt oder jemanden, der einen Weg gefunden hatte, um mit der Krankheit zu leben, denn wer wieder einigermaßen genesen war, sprach nicht mehr davon. Subjektiv ist das ein verständliches Verhalten, insgesamt führte es aber dazu, dass die Ängste anderer vor der Krankheit jahrzehntelang nicht gemindert werden konnten und das Vertrauen in eine mögliche erfolgreiche Behandlung nicht gestärkt wurde. Ich will das anhand einiger Beispiele verdeutlichen:

Der ehemalige US-Präsident Ronald Reagan ließ gegen Ende des Jahrhunderts bekannt geben, dass er an der Alzheimerkrankheit leide. Die Krankengeschichte des depressiven Klaus von Amsberg, des Ehemanns der früheren niederländischen Königin Beatrix, füllte jahrelang die Gazetten. Der Schauspieler Harald Juhnke machte seine in unregelmäßigen Abständen wiederkehrenden Rückfälle in den Alkoholismus mehr oder weniger zur publizitätsträchtigen Schlagzeile – auch eine

Form der Bewältigung. Künstler erklären, dass sie an Aids leiden, und wecken damit Mitempfinden. Sportler ziehen sich zwischenzeitlich aufgrund der Folgen eines Burn-outs zurück. Aber eines geschieht nicht: dass jemand etwa bekannt gibt: »Ich bin X. Y. und ich leide an einer schizophrenen Psychose.«

Es gibt viele Menschen, die schizophreniekrank sind, von denen aber niemand weiß. Eine Ausnahme aus jüngerer Zeit soll nicht verschwiegen werden. Der Nobelpreis für Wirtschaftswissenschaften des Jahres 1994 ging an den Mathematiker John Forbes Nash. Nash hatte als ganz junger Mann eine bahnbrechende Doktorarbeit zur Spieltheorie verfasst, die große Bedeutung für die Wirtschaftswissenschaften erlangte. Nash ist Nobelpreisträger und: Er ist schizophreniekrank. Seine Psychose bedingte jahrzehntelange Arbeitsunfähigkeit und Behinderung, bis schließlich die Besserung einsetzte. In einer Zeitungsmeldung heißt es dazu:

» Vielleicht war es das Eingebettetsein in ein besonderes soziales Umfeld, das den Spuk Anfang der achtziger Jahre zum Verschwinden brachte: Nash begann ganz langsam wieder zu arbeiten. Auch wenn vielleicht seine besten Jahre vorbei sind, halten ihn manche Kollegen doch noch der einen oder anderen Überraschung für fähig. Und das Nobelpreiskomitee hat mit seiner Wahl eines klargestellt: ›Eine Geisteskrankheit ist nicht anders zu betrachten als etwa Krebs.‹ **«** (*Kontakt* 1995)

Eine Biografie über Nashs Leben und Krankheit (Nasar 1999) und die Verfilmung mögen anderen Psychosekranken eine Hilfe sein. Aber sie machen zugleich überdeutlich, wie das Leben auch dieses »privilegierten« Kranken durch Abwertung, Vorurteile und Diskriminierung zusätzlich erschwert wurde. Im Übrigen ist sie zuerst einmal eine traurige Geschichte, nicht die Geschichte einer Heilung. Im deutschsprachigen Raum hat die Biografie der Bildhauerin Dorothea Buck ähnliche Wirkungen gehabt, zuletzt ebenfalls durch einen Film über sie unterstrichen (*Himmel und mehr – Dorothea Buck auf der Spur* von Alexandra Pohlmeier).

»Wer gesundet, kann nicht schizophren gewesen sein«

Selbst in einer Zeit, in der das öffentliche »Bekennen« ziemlich *in* ist, bleibt die Veröffentlichung der schizophrenen Psychose eines genesenen prominenten Zeitgenossen kaum vorstellbar. Gelegentlich findet sogar eher eine kuriose Verschiebung der Wahrnehmung statt: Wird die ausgeheilte schizophrene Erkrankung eines prominenten, erfolgreichen Zeitgenossen bekannt, endet das nicht etwa in einer Enthüllungsgeschichte, sondern in einer Denunzierung der Ärzte, die die fatale Diagnose gestellt haben. Sie nämlich müssen sich geirrt haben, sonst hätte der Betroffene – Krankheit hin oder her – nicht so leistungsfähig sein können, wie er das offensichtlich ist. So hieß es in der *Frankfurter Allgemeinen Zeitung* in einer ausführlichen Würdigung des Werkes der australischen Schriftstellerin Janet Frame, die acht Jahre in psychiatrischen Krankenhäusern verbracht hatte, sie sei fälschlich – weil nicht unheilbar – als schizophren diagnostiziert worden (LUEKEN 1994).

Der Mythos der Unheilbarkeit, der die Vorurteile gegen Krankheit und Kranke gleichsam legitimiert, scheint unausrottbar und im konkreten Einzelfall kaum überwindbar zu sein. Ein eindrucksvolles Beispiel dafür vermittelt die schizophreniekranke Amerikanerin Lori SCHILLER (2009) in ihrem Lebens- und Krankheitsbericht *Wahnsinn im Kopf*:

» Wenn wir [...] zufällig auf meine Vergangenheit zu sprechen kommen, ist es nicht immer einfach. Viele Männer können so etwas einfach nicht akzeptieren. Im Rückblick sind einige ihrer Reaktionen sogar witzig. Eine Zeit lang traf ich mich mit einem Mann, den ich kennengelernt hatte, als ich mein Auto zur Reparatur brachte. Wir verstanden uns gut und verbrachten eine schöne Zeit miteinander. Schließlich entschied ich mich, ihm von meiner Vergangenheit zu erzählen. Ich nahm ihn mit in meine Wohnung und zeigte ihm einen Artikel, den ich über meine Erfahrungen geschrieben hatte. Er las den Artikel und schaute mich dann angewidert an.

›Du leidest nicht an Schizophrenie‹, sagte er.

›Doch, ich fürchte schon‹, erwiderte ich.

›Nein, das stimmt nicht, das hast du doch bloß erfunden.‹ «

Wer gesund wirkt, kann nicht schizophreniekrank sein. Wer sein Leben meistert, kann es nie gewesen sein. Diese Logik ist falsch. Sie verdreht die Wirklichkeit. Für die Schizophreniekranken selbst wird sie zur doppelten Falle. Sie wirft sie auf sich selbst zurück, wenn sie ihr Leiden bewältigt haben. Sie lässt sie, wenn sie sich in guten Zeiten offenbaren, unglaubwürdig erscheinen. Sie hindert sie an der Ausbildung einer eigenen Identität *unter Einbeziehung* ihrer Krankheitserfahrungen.

»Die Gedanken werden handgreiflich«

Weil die schizophrenen Erkrankungen von Zeitgenossen für uns tabu sind, greifen wir gern auf Zeugnisse von historischen Persönlichkeiten zurück, wie Christian MÜLLER (1992) sie unter dem Titel *Die Gedanken werden handgreiflich* gesammelt und herausgegeben hat. Da gibt es Jakob Michael Reinhold *Lenz*, den Freund Goethes, dessen schizophrene Krise Georg Büchner in Lenz literarisiert hat. Da gibt es den französischen Dichter Gérard de Nerval, der eine Reihe von schizophrenen Episoden durchmachte und mehrfach stationär behandelt werden musste. Gaetano Benedetti hat darüber in seinen *Psychiatrischen Aspekten des Schöpferischen* (1975) geschrieben. Bei Nerval kommt es zu einer Verschmelzung von Werk und Psychose, wie sie leider selten ist. Bei Friedrich Hölderlin und Robert Walser führte die Psychose nach älterer Auffassung zur Verarmung der schöpferischen Kraft und zum Versiegen der dichterischen Tätigkeit. In jüngerer Zeit sind allerdings Zeugnisse aufgetaucht – vor allem bei Walser –, die das infrage stellen. August Strindberg entwickelte eine paranoide Schizophrenie. Die Einordnung der psychotischen Episoden von Virgina Woolf bleibt offen.

Meist erfahren wir davon nur, wenn die Psychose einen unglücklichen Ausgang nimmt, wenn die Krankheit die Betroffenen aus der geordneten Bahn des bürgerlichen Lebens wirft. Wie viele andere, die – wie Janet Frame – die Psychose bewältigen, bleiben uns verborgen? Verborgen bleibt es uns in der Regel auch, wenn Menschen mit ihren psychotischen Erkrankungen leben und leiden und dennoch kreativ und leistungsfähig bleiben. So ist beispielsweise kaum bekannt, dass Rainer Maria Rilke – zumindest nach Auffassung Ernst KRETSCHMERS (1966) – zu diesen Menschen gehörte. Er schreibt:

»Rainer Maria Rilke geht während vieler Jahre wie ein Nachtwandler am Abgrund entlang, hart am Rande der schizophrenen Katastrophe, ohne jedoch wie Hölderlin ganz darin zu versinken. Es kommt zu schubweisen Verstimmungen mit jahrelanger quälender Unproduktivität, die durch Angst- und Unheimlichkeitsgefühle und zuweilen durch halluzinatorische und magische Beeinflussungserlebnisse akzentuiert ist. Fast ein Jahrzehnt des Verstummens fällt in die Zeitspanne vor 1922. Vor und nach solchen Zuständen krankenden Gemütes gibt es Phasen stürmischer Produktivität mit dem unmittelbaren Erleben mystischer Verbundenheit des Göttlichen. [...] Diese Grundzüge formen sich schon in der Frühzeit. [...] Nach der stummen, schweren Krisenzeit aber ist in der hochproduktiven Periode der letzten Lebensjahre ein deutlicher Stilwandel festzustellen. [...] Hier kommt es zu einer fortschreitenden Auflösung der sprachlichen und logischen Bindungen und ihrem Ersatz durch vieldeutige Symbole. [...] Diese lose hintreibenden, sich drängenden und übergipfelnden farbigen Symbole üben auf den empfänglichen Leser einen geheimnisvollen, magischen Reiz aus und lassen nur noch einen dunklen Sinn erahnen. Hier liegt der poetische Wert. Für den Arzt aber sind sie, ähnlich wie die späten Hymnen von Hölderlin, Signale der vordringenden psychischen Gefährdungszone. Man spürt, wie das Gefüge der Persönlichkeit sich aufzulösen droht.«

Leider sind solche Ausnahmepersönlichkeiten, auch der im KZ ermordete Jakob van Hoddis wäre hier zu nennen, mit einem überzeugenden Lebenswerk im Alltag kaum als Identifikationsfiguren tauglich.

Identifikation – mit wem?

Nichts wäre wichtiger für junge Schizophreniekranke als Identifikationsfiguren, die verkünden: »Ich bin psychotisch erkrankt« – oder auch: Ich *war* es. »Ich lebe mit der Krankheit. Ich habe sie bewältigt. Gewiss, zeitweise war es die Hölle. Aber ich kann und will damit leben. Seht her, das ist mein Leben. Das habe ich vorzuweisen. Ich bin genauso viel wert wie jeder andere auch.«

Aber darauf werden wir vermutlich noch lange warten müssen. Und das hat, wie wir später sehen werden, gute Gründe.

Bis dahin sind autobiografische Berichte von Menschen, die schwere psychische Krankheiten durchlebt und durchlitten haben, von umso größerer Bedeutung. Mittlerweile liegen zahlreiche solche Zeugnisse vor. Eindrucksvolle Beispiele sind: Sylvia Plaths *Die Glasglocke*, Stuart Sutherlands *Die seelische Krise*, Hannah Greens *Ich hab dir nie einen Rosengarten versprochen*, Mary Barnes' *Meine Reise durch den Wahnsinn*, Dorothea Bucks *Auf der Spur des Morgensterns*, Maria Erlenbergers *Der Hunger nach Wahnsinn*, Piet Kuipers *Seelenfinsternis* oder Janet Frames *Ein Engel an meiner Tafel.*

Bei diesen Büchern handelt es sich teils um Berichte über das eigene Leben und die Auseinandersetzung mit psychischen Krankheiten, teils um Romane mit ausgeprägten autobiografischen Zügen, wobei nicht immer ganz klar ist, an welchen psychischen Störungen die Verfasserinnen und Verfasser gelitten haben. Über Mary Barnes, Hannah Green und Sylvia Plath streiten die Gelehrten. Stuart Sutherland, der eines der für mich eindrucksvollsten Bücher geschrieben hat, litt an einer schweren manisch-depressiven Psychose.

Sein Schritt an die Öffentlichkeit ist – auch die Hamburger Bildhauerin Dorothea Buck wählte zunächst das Pseudonym Sophie Zerchin (ein Anagramm von »Schizophrenie«) – deswegen von besonderer Bedeutung, weil er als aktiver und amtierender Professor für experimentelle Psychologie, der die Krankheit bewältigt hatte, eben doch die Funktion einer Identifikationsfigur übernehmen konnte. Ähnliches galt für den schwer depressiven holländischen Psychiatrieprofessor Piet Kuiper.

Eines der wichtigsten Dokumente einer erfolgreichen Auseinandersetzung mit einer Psychose *(Wahnsinn im Kopf)* stammt von der bereits zitierten Amerikanerin Lori Schiller, die mit siebzehn an einer schweren Schizophrenie erkrankte und bis über ihr dreißigstes Lebensjahr hinaus andauernde und zum Teil außerordentlich belastende Krankheitsphasen durchlitt. Ergänzt durch Kapitel aus der Sicht ihrer Angehörigen, Freundinnen und ihrer behandelnden Ärztin beschreibt das Buch ohne Sentimentalität, aber bewegend und anrührend eine Leidensgeschichte, deren glimpflicher Ausgang lange Zeit nicht absehbar war. Ihr Buch kann für Kranke und Angehörige in gleicher Weise zur Quelle der Ermutigung werden. Nebenbei räumt es mit einer Fülle von Vorurteilen über die Krankheit auf und zeigt, mit welchen Reaktionen Kranke und Angehörige konfrontiert werden. Es leistet einen wertvollen Beitrag dazu, die Krankheit und die Kranken zu verstehen. Es

kann Kranken helfen, ihre Identität wiederzufinden und zu festigen oder ihre beschädigte Identität zu »reparieren«, denn genau darum geht es – aber das ist natürlich alles andere als einfach.
Wer öffentlich zugibt, dass er an einer schizophrenen Psychose leidet oder gelitten hat, läuft in manchen deutschen Bundesländern auch heute noch Gefahr, seinen Führerschein zu verlieren, wenn das der Polizei oder bestimmten Behörden bekannt wird. Wer schizophren ist, wird im öffentlichen Dienst nicht eingestellt und schon gar nicht verbeamtet. Wer schizophren ist, erhält keine Approbation als Arzt. Alles dies nicht etwa, weil er Symptome zeigt, die seine Eignung infrage stellen, ein Auto zu fahren oder eine bestimmte Stellung im öffentlichen Dienst auszuüben, sondern allein wegen des Wortes, wegen der Diagnose, des Etiketts »Schizophrenie«. Das muss nicht so sein; man kann (und sollte) sich auch dagegen wehren; aber es ist leider immer noch allzu oft der Fall.

Krankheit und soziales Leid

Die sozialen Folgen des Leidens müssen als zweite Krankheit verstanden werden, die sich in Diskriminierung und Stigmatisierung niederschlägt. Ein Stigma ist mehr als ein Vorurteil. Es ist Zuweisung – und Empfindung – von Scham, Schuld, Schimpf und Schande zugleich. Es ist deshalb auch nicht durch simple Aufklärungs- und Öffentlichkeitsarbeit aufzulösen, wie das immer wieder gehofft und propagiert wird. Ein »Stigma«, erinnern wir uns, ist ein Zeichen, das dazu dient, »etwas Ungewöhnliches oder Schlechtes über den moralischen Zustand des Zeichenträgers zu offenbaren« (Goffman 1975).
Historisch wurden zuerst die Wundmale Jesu und die Narben der Markierung von Sklaven als »Stigmata« bezeichnet. Aber auch in der jüngeren Geschichte wurden solche Zeichen zur Kenntlichmachung verwendet, bis hin zu den eintätowierten Nummern von KZ-Insassen.
Das Stigma der Schizophrenie entwickelt eine eigene Dynamik, der sich niemand entziehen kann. In ihm begegnen sich Fantasien und Ängste; historische und religiöse Mythen; subjektive Theorien von psychischer Gesundheit und Krankheit; Alltagswissen und soziale Repräsentationen; Bilder und Erinnerungen an den nationalsozialistischen Mas-

senmord an psychisch Kranken und geistig Behinderten; persönliche Begegnungen und Erfahrungen; und nicht zuletzt Assoziationen, die sich mit dem metaphorischen Gebrauch des Wortes »Schizophrenie« verbinden. Das Stigma ist zur zweiten Krankheit geworden. Seine Bewältigung – sein »Management«, wie Erving GOFFMAN gesagt hat (ebd.) – wird somit zur selbstverständlichen Aufgabe bei der Behandlung Psychosekranker.

Es ist der Symbolgehalt von allen stigmatisierenden Leiden, der hier wirksam wird; und dieser ist tief im Irrationalen, tief in unserer Gefühlswelt verankert. Wir müssen uns selbst immer wieder fragen, welche Bilder und Vorstellungen von Schizophrenie in uns lebendig sind. Wir müssen uns fragen, ob es uns als Therapeutinnen und Therapeuten gelingt, den irrationalen Anteil davon zu begreifen und im Rahmen der Behandlung zu kontrollieren. Wir können die Stigmatisierung der Psychosekranken in unserer Gesellschaft nicht aufheben. Wir können sie als Therapeuten im gesamtgesellschaftlichen Rahmen vermutlich nur sehr eingeschränkt beeinflussen. Aber indem wir uns ihrer bewusst werden und wir sie den Betroffenen verständlich machen, können wir den Kranken und ihren Angehörigen helfen.

Über die gesellschaftlich-kulturelle Teilhabe wird das Vorurteil ja selbst von den Betroffenen verinnerlicht und reproduziert – *das* macht die hohe Kraft der Stigmatisierung erst aus und die Dynamik so richtig wirksam! Wie oft sagt jemand: »Ich hab ja früher selbst so gedacht« (siehe Kapitel zur sogenannten Selbststigmatisierung).

Die »verrufene« Krankheit

Verrufene Krankheiten hat es immer gegeben. Mit Schaudern erinnert sich vielleicht so mancher an die Schilderungen der »Aussätzigen« im Neuen Testament, die mich im Religionsunterricht in Angst und Schrecken versetzt haben. Das Stigma des Aussätzigen haftet den Leprakranken bereits über mehr als 2000 Jahre an, obwohl die Art der Infektion als Ursache lange bekannt ist und obwohl die Krankheit wirksam und erfolgreich behandelt werden kann. Im christlichen Mittelalter kamen andere hinzu: die »Krüppel«, die »Besessenen« in ihren Tollkisten, die Pestkranken, überhaupt alle kranken Menschen, deren Leiden mit Entstellungen der Haut, des Gesichtes oder der Gliedmaßen verbunden waren (MÜLLER 1996). Später waren es die Syphilis, die Tuberkulose und im 20. Jahrhundert der Krebs und schließlich Aids.
Aber immer waren es vor allem die »Geisteskrankheiten« in ihren vielfältigen Ausprägungen, die zur Isolierung, zu sozialem Ausschluss, Diskriminierung und Stigmatisierung führten. Ja, eine aufgeklärtere Sichtweise dieser Leiden, eine begrenzt tolerantere Gesellschaft, eine menschlichere und leistungsfähigere Psychiatrie oder der anhaltende Versuch der Integration psychisch kranker Menschen in Familie, Nachbarschaft und Gemeinde haben viel bewirkt. Das soll nicht kleingeredet werden. Aber immer noch sind die Kranken zusätzlich zu ihrem eigentlichen Leiden durch Vorurteile, Diskriminierung und Stigmatisierung belastet. Das gilt für alle Menschen mit psychischen Störungen, die für Dritte sichtbar werden – insbesondere wenn sie in der Öffentlichkeit auffallen, wenn sie als »peinlich« oder als störend erlebt werden. Doch eigentlich ist das kein Maßstab, denn die Menschen, die uns unangenehm auffallen, sind meistens »normal« oder aber: betrunken. Aber für die Vorurteilsbildung spielt das keine Rolle: Sie werden als »verrückt« wahrgenommen, und nur das zählt.

Schizophrenie, die unverstandene Krankheit

Die Schizophrenie ist eine unverstandene psychische Störung. Sie ist ein Leiden, das Angst macht. Schizophrenie ist – entgegen einem weit verbreiteten Vorurteil – eine zwar ernste, aber eine gut behandelbare Krankheit. Sie ist zugleich die »schillerndste« aller psychischen Störungen. Sie kann leicht sein oder schwer ausfallen. Sie kann akut und dramatisch verlaufen oder auch schleichend und für Außenstehende kaum wahrnehmbar. Sie kann kurze Zeit andauern – Tage oder Wochen – oder ein ganzes Leben lang. Sie kann einmalig auftreten. Sie kann in längeren oder kürzeren Abständen wiederkehren. Sie kann ausheilen oder zu Invalidität führen. Sie trifft Jugendliche im Prozess des Erwachsenwerdens und in der frühen beruflichen Entwicklung. Sie trifft Männer und Frauen, die mitten im Leben stehen oder an der Schwelle zum Alter. Die Schizophrenie ist nicht selten. Sie ist so häufig wie die insulinpflichtige Zuckerkrankheit. Jeder Hundertste von uns wird daran erkranken. In jeder Nachbarschaft gibt es jemanden, der daran leidet.

Weil sie so vielfältig in ihren Erscheinungsformen ist, ist sie auch für Erfahrene oft nur schwer greifbar. Unerfahrene – das sind auch Kranke zu Beginn ihres Leidens –, Angehörige, Menschen aus dem Freundeskreis, Berufskollegen und die breite Öffentlichkeit stehen der Krankheit eher ratlos gegenüber. Wo so viel Unklarheit besteht, müssen Vorurteile Platz greifen. Diese versteigen sich auf der einen Seite zum Märchen von der Unheilbarkeit der Störung, auf der anderen zu der Unterstellung, die Schizophrenie gäbe es gar nicht. Schizophrenie sei lediglich »ein von Eugen Bleuler erfundenes Wort«, ohne dass sich dahinter eine fassbare Krankheit verberge (Szasz 1976).

Es gibt Krankheitserfahrungen, die ein »zentrales schizophrenes Syndrom« bedingen, das bei Kranken überall in der Welt anzutreffen ist. Es ist gekennzeichnet:

- durch das Erlebnis der Eingebung von Gedanken, der Gedankenübertragung und des Gedankenentzugs;
- durch Stimmen, die der Betroffene in der dritten Person über sich sprechen hört oder die seine Handlungen und Gedanken begleiten;
- durch veränderte Wahrnehmung seiner physischen Umgebung.

So kann beispielsweise die ganze Welt in einen so intensiven persönlichen Bezug zu ihm treten, dass sich jedes Geschehen speziell auf ihn zu beziehen scheint und eine besondere Mitteilung an ihn enthält (Wing 2010; Finzen 2013a).

Es ist leicht einzusehen, dass davon Betroffene alle einem kulturellen Hintergrund geläufigen Erklärungen – wie Hypnose, Telepathie, Radiowellen oder Besessenheit – zu Hilfe holen, um diese fremdartigen Erfahrungen für sich zu erklären. Mit einiger Fantasie kann man sich vorstellen, was sich zu Beginn einer Schizophrenie abspielt, und verstehen, weshalb Angst, Panik und Niedergeschlagenheit so häufig sind; warum das Urteilsvermögen oft gestört ist. Menschen, die unerschütterlich von der Wirklichkeit dessen, was sie sehen und hören, überzeugt sind, haben aus der Sicht der Mitmenschen »Wahnideen«, wenn ihre Wahrnehmung von der aller anderen abweicht. Sie erleben, dass andere ihnen zu nahe treten, sie bedrohen; sie fühlen sich verfolgt. Die Außenwelt nimmt das als »Verfolgungswahn« wahr. Andere Kranke isolieren sich. Sie brechen ihre sozialen Kontakte ab. Sie verlieren ihren Antrieb. Sie kommen nicht mehr aus dem Bett. Sie vernachlässigen sich. Sie können gleichsam nicht mehr *wollen*. Sie kommen ihren persönlichen und sozialen Verpflichtungen nicht mehr nach. Sie geraten in vielfältige Schwierigkeiten.

Das Erleben, insbesondere aber das Verhalten der Kranken ist für andere oft nicht mehr verständlich und nicht mehr nachvollziehbar. Es leuchtet ein, dass eine Verständigung zwischen verschiedenen Wahrnehmungswelten nur schwer möglich, manchmal sogar unmöglich ist. Insbesondere solange die Krankheit nicht als solche erkannt ist, reagieren Mitmenschen mit Unverständnis. Sie erwarten, dass der oder die andere die Regeln des üblichen mitmenschlichen Umgangs befolgt und sich »normal« verhält. Sie kommen gar nicht auf den Gedanken, sie könnten es mit psychisch gestörten Menschen zu tun haben. Sie verstehen deren Angst und Schreckhaftigkeit nicht. Dann reagieren sie mit Gereiztheit, wenn sie mit ihrem Wunsch nach früherer Nähe und sozialem und emotionalem Umgang zurückgewiesen werden.

Auch das Gefühlserleben der Erkrankten ist oft verändert, ohne dass die Menschen in ihrer Umgebung dies wissen können. Im Alltag gehen langwierige Leidensphasen dem Begreifen voraus, dass überhaupt eine Krankheit vorliegt: heftige Konflikte zwischen den Kranken und ihren Angehörigen, Abbrüche von Freundschaften, sozialer Rückzug, Ausschluss aus Vereinigungen und Gruppen, in denen sie lange mitgewirkt haben, Berufs- und Wohnungsverlust, wenn nicht gar Verwahrlosung. Dem Scheitern der normalpsychologischen Bewältigungsversuche folgt die krisenhafte Zuspitzung, der psychische Zusammenbruch, der die Diagnose und die psychiatrische Behandlung oft erst möglich macht.

Schizophrenie als Metapher

Mit einer Therapie, wie immer sie anschlägt, ist es bei der Schizophrenie nicht getan, denn sie ist mehr als eine Krankheitsbezeichnung. Schizophrenie ist, wie Krebs und Aids und früher die Tuberkulose, zugleich eine Metapher. Der Begriff steht für alles mögliche andere – und nichts davon ist gut. Das Wort »Schizophrenie« wird somit zu einer Metapher der Diffamierung. Seine metaphorische Verwendung hat entscheidenden Anteil an der Stigmatisierung, der Beschädigung der Identität der von der Krankheit Betroffenen (Goffman 1975).
»Ist das nicht schizophren?«, fragte der Journalist André Müller einmal den Journalisten Rudolf Augstein in einem Interview in der *Zeit* (1993). Er fragte dabei keineswegs nach einem Zustand, der Ausdruck jener Krankheit ist, die wir »Schizophrenie« nennen. Er fragte nach einer Geisteshaltung, die er für widersprüchlich, für widersinnig hielt. Müller verwendet den Namen, der eigentlich aus der Medizin stammt, in einer veränderten, alltagssprachlichen Bedeutung. Es ist erschreckend, wie sehr auch heute noch Journalisten und Medien ein völlig unangemessen verwendetes Wort auf Phänomene übertragen, die nichts »Schizophrenes« haben. Schizophrenie hat nichts mit einer solchen Widersprüchlichkeit zu tun. Und für die an einer schizophrenen Psychose Erkrankten bedeutet dies nichts anderes als die Verstetigung der Stigmatisierung und der gesellschaftlichen Abwertung. Das von Eugen Bleuler geprägte Kunstwort hat längst seinen festen Platz in der Alltagssprache. Auch ein Blick in etymologische Wörterbücher bestätigt dies:

» Der Ausdruck verbreitet sich in den Zwanzigerjahren als Fachwort der Psychiatrie und Psychologie und gilt seit den Fünfzigerjahren bildungssprachlich auch im allgemeinen Sinn für Zwiespältigkeit, Unsinnigkeit, absurdes Verhalten, Wahn. Danach: schizophren, Adjektiv, bewusstseinsgespalten, an Bewusstseinsspaltung leidend, deren Symptome aufweisend, später auch allgemein widersprüchlich, zwiespältig unsinnig, absurd. « *(Etymologisches Wörterbuch des Deutschen)*

Die Verwendung des Wortes »Schizophrenie« als Metapher ist mithin ein Faktum, an dem es kaum zu rütteln gibt. Dennoch wirft die häufige metaphorische Verwendung von »Schizophrenie« und »schizophren« Fragen auf, denn sie kann nicht ohne Rückwirkungen auf das Krankheitsverständnis bleiben – das der Öffentlichkeit und das der Kranken selbst.

Die amerikanische Essayistin Susan SONTAG hat dieser Problematik gleich zwei Bücher gewidmet. In der Einleitung zum ersten – *Krankheit als Metapher* (1981) –, das sie aufgrund ihrer eigenen Krebserkrankung verfasst hat, umreißt sie das Dilemma: Einerseits beharrt sie darauf, »daß Krankheit *keine* Metapher ist und dass die ehrlichste Weise, sich mit ihr auseinanderzusetzen – und die gesündeste Weise, krank zu sein –, darin besteht, sich so weit wie möglich von metaphorischem Denken zu lösen, ihm größtmöglichen Widerstand entgegenzusetzen«. Andererseits muss sie einräumen: »Freilich ist es kaum möglich, seinen Wohnsitz im Reich der Krankheit zu nehmen, ohne vorgeprägt zu sein durch die grauenhaften Metaphern, mit denen seine Landschaft ausstaffiert worden ist«.

Am Ende ihres zweiten Buches – *Aids und seine Metaphern* (1989) – schreibt sie:

» Vorderhand hängt vieles in Bezug auf das individuelle Erleben und die Sozialpolitik von dem Kampf um die sprachliche Besetzung der Krankheit ab: wie sie in Argument und Klischee angeeignet und assimiliert wird. Der uralte, anscheinend unerbittliche Prozess, durch welchen Krankheiten Bedeutung zuwächst (indem sie für die tiefsten Ängste stehen) und sie zu einem Stigma werden, verdient noch allemal, bekämpft zu werden; und in der Tat scheint es so, als schwinde seine Glaubwürdigkeit in der modernen Welt. [...] Bei dieser Krankheit, die so viele Schuld- und Schamgefühle weckt, wirkt der Versuch, sie von diesen Bedeutungen, diesen Metaphern zu lösen, besonders befreiend, ja tröstlich. Doch man wird die Metaphern nicht schon dadurch los, dass man sich ihrer enthält. Sie müssen aufgedeckt, kritisiert, aufs Korn genommen und aufgelöst werden « (ebd., S. 98).

Das ist umso dringlicher, weil es sich bei der Stigmatisierung bestimmter Gruppen von Kranken nicht um einen »Betriebsunfall« handelt, sondern, so argwöhnt Susan SONTAG, um die Befriedigung eines gesellschaftlichen Grundbedürfnisses, denn:

» Es scheint so, als brauchten alle Gesellschaften eine Krankheit, die sie mit dem Bösen identifizieren und ihren ›Opfern‹ als Schande anlasten können « (ebd., S. 18).

Die Schizophrenie ist dafür, noch stärker als Krebs und Aids, offenbar besonders geeignet. Sie ist eine mindestens unverstandene Krankheit. Sie wird von vielen Menschen als unheimlich erlebt; und das hat Folgen:

» Jede Krankheit, die man als Geheimnis behandelt und heftig genug fürchtet, wird als im moralischen, wenn nicht im wörtlichen Sinne ansteckend empfunden. So sehen sich überraschend viele Menschen mit Schizophrenie von Verwandten und Freunden gemieden und werden von Mitgliedern ihres Haushalts zum Objekt von Desinfektionsmaßnahmen gemacht, als ob [Schizophrenie] wie Tb eine ansteckende Krankheit wäre. Der Kontakt mit jemandem, der von einer als mysteriöses Übel betrachteten Krankheit befallen ist, gilt unvermeidlich als Vergehen oder gar als Tabuverletzung. Schon den bloßen Namen solcher Krankheiten wird magische Kraft zugeschrieben « (1981, S. 7 f.).

In diesem Zitat habe ich lediglich das Wort »Krebs« durch das Wort »Schizophrenie« ersetzt. Es braucht dem nichts weiter hinzugefügt zu werden.

Der Schrecken des Wortes

»Jeder, der mit Psychosekranken und ihren Angehörigen zu tun hat, weiß, welchen Schrecken die bloße Erwähnung des Wortes ›Schizophrenie‹ hervorruft. Er hat gelernt, es nur sehr vorsichtig oder überhaupt nicht zu verwenden. Offenbar hat der Begriff«, so der Wiener Psychiater Heinz KATSCHNIG (1989), »ein Eigenleben entwickelt, das der heutigen Realität der Krankheit Schizophrenie in keiner Weise entspricht«.

Dies ist die direkte Folge der Instrumentalisierung des Begriffs »Schizophrenie« als eine Metapher der Diffamierung. Schizophrenie als Metapher enthält nichts mehr von jenem Kennzeichen der Krankheit, nach der »das Gesunde dem Schizophrenen erhalten bleibt« (M. BLEU-

LER 1975). Schizophrenie als Metapher ist ausschließlich abwertend. Sie nährt Vorstellungen von Unberechenbarkeit und Gewalttätigkeit, von unverständlichem, bizarrem oder widersinnigem Verhalten und Denken. Ob Teenager etwas »schizo« finden oder ob politisch Tätige das Handeln des Gegners als »schizophren« brandmarken, macht da keinen Unterschied. Das Wort »schizophren« eignet sich hervorragend zur diffamierenden Verkürzung.

Deshalb mag es kein Zufall sein, dass Vertreter der schreibenden Zünfte, die sich von Berufs wegen kurzfassen müssen, für die vielfältige Verwendung des Begriffes »Schizophrenie« als einer Metapher besonders anfällig sind: »Schizogorsk«, »Schizofritz« u. Ä. finden sich da. Wenn sie jemandes Denken oder Handeln als besonders widersinnig oder aberwitzig hinstellen wollen, nennen sie es allzu häufig »schizophren«. »Schizophrenie« in ihrer populären Bedeutung wird für eine Verirrung von Geist und Seele, für pure Unvernunft gehalten, für Unheimliches, Unberechenbarkeit, Unzurechnungsfähigkeit, Verantwortungslosigkeit. Und: Schizophrenie signalisiert Gefahr. Damit führt das Wort »Schizophrenie«, wenn es nicht in seinem ursprünglichen Sinn als Krankheitsbezeichnung verwendet wird, mittels einer Bedeutungsverengung von der Metapher geradewegs zum Stigma.

Urteile, Vorurteile, Diskriminierung: Vorstufen der Stigmatisierung

Ohne Vorurteile, Diskriminierung und Schuldzuweisungen gibt es keine Stigmatisierung. Seit alle in der psychiatrischen Versorgung Tätigen vom Stigma reden, sind dessen Vorstufen aus dem Blickfeld geraten. Das ist ein Problem: Zwar ist es richtig und wichtig, dass wir uns den Opfern, den Stigmatisierten, zuwenden und ihnen nach Kräften helfen. Aber es ist grob fahrlässig, unser aller Sprachgebrauch und den der Massenmedien außer Acht zu lassen. Stigmatisierung wird vor allem in Form von Verletzungen und Beschädigungen sichtbar, die den Stigmatisierten durch andere zugefügt werden: durch Vorurteile und diskriminierendes Verhalten. Vor allem deshalb kritisiert die englische Patientenanwältin Liz Sayce (1998, 2000) immer wieder die Fixierung auf das Stigma. Dadurch würden die Betroffenen zum zweiten Mal zu Opfern gemacht. Die Täter dagegen könnten ihre Vorurteile behalten und die Opfer weiterhin guten Gewissens drangsalieren. Für Sayces Argumente spricht einiges. Vorurteile und Diskriminierung sind greifbarer als Stigmatisierung. Bei beiden ist unzweifelhaft, dass hier Täter am Werk sind. Vor allem Diskriminierung kann man ohne allzu große Mühe erkennen und, wenn man guten Willens ist, bekämpfen. Deshalb werde ich mich in diesem Kapitel auf die Auseinandersetzung mit Vorurteilen und Diskriminierung konzentrieren.

Diskriminierung ist die Umsetzung abwertender Vorurteile in Handlungen. Darüber besteht Übereinstimmung. Aber auch wohl erwogene Urteile können negative Folgen haben; und Vorurteile können fälschlich positive Vorstellungen schaffen. Um die Zusammenhänge zu verstehen, müssen wir diese Begriffe genauer betrachten. Ein Urteil fällen wir nach allgemeinem Verständnis unter vernünftiger Abwägung aller Argumente. Ein Vorurteil braucht solche kritische Abwägung nicht, obwohl es nicht auf Erfahrungen beruht. Es steht uns gleichsam a priori zur Verfügung. Es erwächst aus willkürlichen Wahrnehmungen und Beobachtungen, die sich zwanglos in unsere Wertewelt einfügen, ohne dass wir viel darüber nachdenken müssen:

» Alltagssprachlich ist ein Vorurteil ein vorab wertendes Urteil, das eine Handlung leitet und in diesem Sinne endgültig ist. Es ist eine meist wenig reflektierte Meinung – ohne verstandesmäßige Würdigung aller relevanten Eigenschaften eines Sachverhaltes oder einer Person. Anders als ein Urteil ist das wertende Vorurteil für den, der es hat, häufig Ausgangspunkt für motivgesteuerte Handlungen, ein andermal zweckdienlich, manchmal zweckwidrig. [...] Trotz gegenteiliger Bemühungen ist der Ausdruck ›Vorurteil‹ in der Alltagssprache meist abwertend und bezeichnet oft jede Art von negativer Kritik, die an einer Sache geübt wird. [...] Psychologisch bezeichnet der Begriff eine Einstellung gegenüber Gruppen mit negativen affektiven (Feindseligkeit), kognitiven (Stereotypen) und Verhaltenskomponenten (Diskriminierung) « (Wikipedia 2012).

In diesem Sinne sind Vorurteile und Diskriminierungen, wenn sie sich verfestigen, Vorstufen zur Stigmatisierung.

Nach Gordon Allport (1971), einem der Pioniere der Vorurteilsforschung, bestehen Vorurteile aus den beiden Komponenten »Einstellung« und »Überzeugung«. Sie äußern sich bei zunehmender Stärke als Verleumdung, Kontaktvermeidung, Diskriminierung, körperlicher Gewalt und Vernichtung. Die Begriffe des Stigmas und der Stigmatisierung fehlen bei Allport, wie in der gesamten frühen sozialpsychologischen Literatur. Sie werden erst mit Erving Goffmans (1975) Analyse und deren allmählicher Rezeption in den siebziger und achtziger Jahren üblich. Seither werden sie in einer Reihe mit Vorurteilen und Diskriminierung als Steigerungsform genannt.

Formen von Vorurteilen

Wenn wir über Vorurteile diskutieren, meinen wir fast immer negative Vorurteile. Aber es gibt auch positive Vorurteile und solche, die gleichsam »wertneutral« sind, die lediglich dazu dienen, unser Leben zu erleichtern. Der Frankfurter Soziologe Max Horkheimer etwa schrieb in einer kleinen Arbeit, der moderne Alltag sei ohne Vorurteile nicht zu bewältigen: »Im Dschungel der Zivilisation reichen angeborene Instinkte noch weniger aus als im Urwald. Ohne die Maschinerie der Vorurteile könnte einer nicht über die Straße gehen, geschweige denn einen Kunden bedienen« (Horkheimer 1963). Unser Alltag ist ohne Vor-Urteile kaum zu bewältigen, weil sie uns insbesondere in bedrohlichen Situationen (und auf Erfahrungen begründet) schnelle Entscheidungen ermöglichen. Es sind die »überkommenen« Vorurteile ohne Erdung aufgrund von Erfahrungen, die das Problem darstellen.

Ob wir morgens Kaffee trinken oder Tee, weil wir Letzteren für bekömmlicher halten, ob wir den Tag nicht ohne ein Frühstücksei beginnen mögen oder lieber darauf verzichten, weil das angeblich gesünder sei, mag in erster Linie Gewohnheit sein. Aber die Entscheidung dafür oder dagegen ist in der Regel ebenso wenig die Folge eines ausgeklügelten rationalen Reflexionsprozesses wie die Wahl unserer Zahncreme. Und so geht es den Tag hindurch weiter. Wir handeln routinemäßig, ohne den Grundlagen dieses Handelns Beachtung zu schenken. Wenn wir über alles dies nachdenken müssten, kämen wir vermutlich morgens gar nicht erst aus dem Bett. Wir schaden damit auch niemandem. Wir erleichtern damit unser Alltagsleben. Wir schützen uns damit vor Reizüberflutung und vor allgegenwärtigen Ambivalenzen.

Positive Vorurteile sind verbreiteter, als uns bewusst ist. Positive Vorurteile zu kreieren ist zum Beispiel das zentrale Anliegen von Werbung. Wir sollen auf etwas aufmerksam werden, etwas kaufen, weil wir einen positiven Eindruck davon haben. Angesichts der mangelnden Überschaubarkeit der für uns relevanten Märkte ist es oft das positive Image, das wir aus der Fernsehwerbung, der Produktberichterstattung in Zeitungen und Zeitschriften oder auch vom Hörensagen übernehmen und mit signifikanten Erinnerungen verknüpfen. So wählen wir unser Waschmittel, unser Parfum und unser Auto. Auch unsere Urlaubsorte wählen wir meist aufgrund von vorgefassten Meinungen über Land und Leute, auch wenn wir noch so viele andere Ferienprospekte wälzen. Wir tun das vor allem, um unsere Bilder von diesen Ländern und unseren favorisierten Gegenden zu bestätigen. Damit schaden wir niemandem – allenfalls der Konkurrenz, der es nicht gelungen ist, sich uns als Markenprodukt zu etablieren.

Negative Vorurteile – richtiger: abwertende Vorurteile – sind es, die uns in unserem Zusammenhang eigentlich interessieren. Auch sie haben ein breites Spektrum. Wir denken in erster Linie an rassistische und religiöse Vorurteile, an Ausländer- und Judenhass. Durch abwertende Vorurteile wird unser Alltag mitgeprägt: durch die Ablehnung von Menschen, die dem Islam angehören, von Türken, Griechen, Italienern, Spaniern, kurz, von allem, was fremd auf uns wirkt. Oft hängt die Ablehnung mit der empfundenen Fremdheit zusammen. Genauso oft sind es aber auch einfach Stereotype, die sich über Generationen gehalten haben. Die Fremden sind es, die sich als Sündenböcke anbieten. Sie sind schuld, wenn unsere Arbeitsplätze bedroht sind, wenn unsere sozialen Sicherheitssysteme ächzen. Sie nehmen uns die Frauen bzw. die Männer weg; und sie, vor allem sie, sind für die zunehmende Gewalt und Kriminalität und den Drogenhandel im Land verantwortlich. Differenzierung ist dabei unerwünscht. Dabei ist bemerkenswert, dass die Ablehnung von Ausländern in jenen Landesteilen besonders ausgeprägt ist, in denen kaum Ausländer leben. Dort ist auch die Zahl der Gewalttaten gegen Ausländer relativ am größten.

Abwertende Vorurteile müssen allerdings nicht zwingend schaden. Wer beispielsweise mit moderner Kunst nichts anfangen kann und dem lautstark Ausdruck verleiht, kann damit ganz gut leben, ohne dass er mit anderen Menschen aneinandergerät – es sei denn er bewegt sich in der Kunstszene. Wer davon überzeugt ist, dass er mit Peter Handke oder mit Hedwig Courths-Maler nichts anfangen kann, ohne je einen Roman der beiden gelesen zu haben, wird kaum in Schwierigkeiten geraten. Aber auch sonst bleiben abwertende Haltungen oft ohne Konsequenzen. Meine Mutter beispielsweise pflegte in den vierziger Jahren in bestem Dithmarscher Platt entnervt auszurufen: »Es ist zum Katholischwerden«, wenn ihr die Dinge über den Kopf wuchsen. Und wenn ich als Sechsjähriger etwas angestellt hatte, was sie überhaupt nicht nachvollziehen konnte, fauchte sie mich an: »Du bist wohl katholisch!« Für sie war »katholisch« damals ein Synonym für verrückt oder Schlimmeres. Es blieb eine Metapher ohne soziale Konsequenzen, weil es bei uns oben im Norden von Schleswig-Holstein damals gar keine Katholiken gab, zumindest keine, von denen wir wussten. Das änderte sich mit Kriegsende von einem Tag auf den anderen, als Heimatvertriebene aus Ostpreußen und Schlesien bei uns Zuflucht suchten. Von Stunde an war aus der harmlosen Metapher ein abwertendes Vorurteil gegenüber realen Menschen geworden, die mit uns lebten.

Ähnlich komplex ist es bei der Verwendung von *abwertenden Synonymen für Krankheiten*, insbesondere psychische Krankheiten. Wenn Jugendliche etwas für »irre« halten, drücken sie damit ihre Faszination aus. Wenn wir jemandem sagen, er spinne wohl, meinen wir keineswegs, er sei psychisch krank. Selbst wenn wir ihm sagen:

»Du bist ja verrückt«, meinen wir das nicht. Und wenn wir sagen: »Das ist ja toll« oder »Du bist toll«, dann sollen mehr Faszination und Bewunderung ausgedrückt werden statt einer Abwertung. Alles das ändert sich schlagartig, wenn eines dieser Wörter im Zusammenhang mit »real existierender« psychischer Krankheit oder gar über einen Kranken in dessen Anwesenheit geäußert wird. Dann reduziert sich dessen metaphorischer Gehalt auf seinen abwertenden Charakter – außer vielleicht bei dem Wort »toll«, das sich im Lauf seiner Begriffsgeschichte so weit von seinen Ursprüngen entfernt hat, dass man heute die Verbindung zu psychischen Krankheiten kaum mehr sieht. Anders ist das bei der metaphorischen Verwendung des Wortes »schizophren«. Man assoziiert dabei stets auch die Krankheit. Sie ist fast immer abwertend gemeint; und sie ist aufgeladen mit allen Schrecken des Wortes »Schizophrenie«.

Diskriminierung und Privilegierung

Vorurteile führen zur Diskriminierung, zur Isolierung, zum Ausschluss oder zu ungerechtfertigter Benachteiligung der Menschen, gegenüber denen diese Vorurteile bestehen. »Diskriminieren« bedeutet ursprünglich »trennen, absondern, unterscheiden« – Statistiker sprechen etwa von einer diskriminierenden Variablen. Bereits im 19. Jahrhundert wurde daraus »herabsetzen, herabwürdigen«. Wer diskriminiert wird, wird seither durch unangemessene, unwürdige Behandlung von seinen Mitmenschen privat und in der Öffentlichkeit herabgesetzt und benachteiligt. Bemerkenswert ist, dass das dazugehörige Hauptwort »Diskriminierung« erst im vergangenen Jahrhundert gebräuchlich wurde, und zwar um den negativen Prozess sichtbar zu machen und zu benennen.
Im Alltag bedeutet das, dass diskriminierte Menschen und Menschengruppen in ihrem sozialen Leben vielfältiger selbstverständlicher Rechte beraubt werden. Sie werden sogar von Menschen, die sie für ihre Freunde hielten, von Arbeitskollegen und Nachbarn geschnitten. Sie vereinsamen. Sie verlieren ihre Arbeit und finden keine neue. Manchmal verweigert man ihnen den Zugang zu bestimmten Berufen, etwa dem Arztberuf. Manchmal entzieht man ihnen mit fadenscheinigen Argumenten den Führerschein. Die Zeit, in der man ihnen das

Wahlrecht verweigerte, ist immerhin vorbei; aber das ist gar nicht so lange her. Sie gelten als »uneinsichtig«, »unberechenbar«, ja als »gefährlich«. Und weil Stigmatisierung schnell auf eine soziale Umgebung abstrahlt, ist sie für andere Personen durchaus »gefährlich«. Viele Angehörige psychisch erkrankter Kinder oder Partner kennen das.

Oft traut man den Betroffenen nicht zu, für sich selbst zu sorgen und das eigene Leben zu gestalten. Man verweigert ihnen eine angemessene Teilhabe am gesellschaftlichen Leben und drängt sie so in eine Existenz am Rande der Gesellschaft. Gründe dafür sind wohlfeil. Oft geschieht alles dies ohne Schuldgefühl und ohne schlechtes Gewissen.

Diskriminierung kann sich auch in Hohn und Spott äußern, leider auch in körperlicher Gewalt. Derartige Übergriffe kommen vor allem bei sichtbar körperlich Behinderten und sichtbar geistig Behinderten vor. Dass solche Exzesse bis zur physischen Auslöschung der Betroffenen reichen können, ist uns aus der deutschen Geschichte in unguter Erinnerung. Aber auch in der Gegenwart markieren gewalttätige Angriffe auf Behinderte die Spitze eines Eisberges von Intoleranz, die in Gewalt mündet.

Der Vollständigkeit halber sei erwähnt, dass es auch eine *positive Diskriminierung* gibt. Nur sprechen wir dann im Allgemeinen von »Privilegierung«. Ein klassisches Beispiel dafür war der Adel, an dessen Stelle heute die »Reichtumseliten« und der Kult um Prominente getreten sind. Nur auserwählte – »diskriminierte« – Personen dürfen den roten Teppich betreten. Nur ausgewählte Personen haben Zutritt zu bestimmten Klubs und Veranstaltungen. Zahlreiche Unternehmen machen sich die Sehnsucht der Nichtprivilegierten dazuzugehören zunutze, indem sie etwa goldene Kreditkarten, Kundenkarten oder Sonderrabatte für ausgewählte Kunden anbieten. Bei näherem Hinsehen entpuppen sich solche Angebote rasch als Pseudoprivilegien.

Auch positive Diskriminierung kann sozial schädlich sein. Sie kann soziale Spannungen erzeugen, wenn sie um den Preis negativer Diskriminierung anderer erfolgt. Die wachsende Kluft zwischen wenigen Reichen und den vielen anderen, die am Rande des Existenzminimums leben müssen, gehört dazu. Die Möglichkeit, dass sich Privilegierte Gesundheitsleistungen kaufen können, die anderen verwehrt bleiben, ebenso. Besonderen Sprengstoff aber enthält die steuerliche Ausbeutung der klassischen Mittelschichten, angeblich zugunsten sozial Abhängiger, in Wirklichkeit aber zur Mehrung des Reichtums der

Reichen – eine Tendenz, die nicht erst nach der Bankenkrise 2008 statistisch belegbar ist.

Urteile und Vorurteile

Es besteht Übereinstimmung darin, dass negative Vorurteile und Diskriminierung im humanitären Sinn »schlecht« sind (allgemeine Menschenrechte etc.). Sie sind illegitim und man muss alles tun, um sie zu überwinden. Das gilt auch und vor allem für die Diskriminierung kranker Menschen. Wir müssen aber bedenken, dass es reflektierte und begründete Urteile gibt, die zu Nachteilen für die Betroffenen führen. Manchmal ist es schwierig, diese von Vorurteilen zu unterscheiden. Und manchmal gehen Urteile und Vorurteile mehr oder weniger nahtlos ineinander über. Ein Beispiel dafür finden wir bei Wolfgang STUMME, der 1971 schrieb:

» So ist [...] das Postulat der Heilbarkeit von Geisteskranken bis zum heutigen Tage für die Psychiatrie selbst bei schweren psychischen Störungen [...] noch zum großen Teil unerfüllbar. Wenn die Bevölkerung aber der Auffassung ist, dass extrem psychisch Gestörte unheilbar sind, so neigt man schnell dazu, das als Vorurteil abzutun. «

Zugleich mahnt Stumme:

» Solange in der Psychiatrie selbst noch Einstellungen und Verhaltensweisen anzutreffen sind, die sich bestenfalls graduell von dem unterscheiden, was man in Bezug auf die Gesellschaft als Vorurteil bezeichnet, so lange kann der Verdacht nicht ganz ausgeräumt werden, dass die Erforschung der Vorurteile in der Bevölkerung [...] zu einem Alibi der gegenwärtigen [...] Psychiatrie werden kann, längst überfällige notwendige Reformen nicht in dem erforderlichen Maße in Angriff zu nehmen. «

In diesem Zusammenhang sei an die immerwährende Debatte über Zwangsbehandlung und Zwangsmedikation innerhalb der Zunft erinnert (etwa FINZEN 1993, 2012; DGPPN 2012a, b).

Was ist nun also ein Urteil, was ein Vorurteil? Ich werde diese Frage anhand von zwei Beispielen in den beiden folgenden Kapiteln gründlich nachgehen: zum einen an der häufig gestellten Frage, ob es sich denn »lohne« weiterzuleben (siehe auch das eigene Kapitel dazu), wenn man an einer schweren psychischen Störungen leide; zum anderen an der angeblichen Unberechenbarkeit und Gefährlichkeit von psychisch kranken Menschen. Insbesondere Letzteres wird deutlich machen, dass wir uns auf einem schmalen Grat bewegen, wenn wir uns mit Vorurteilen und Diskriminierung auf der einen Seite und berechtigten Urteilen und deren Konsequenzen auf der anderen Seite auseinandersetzen (siehe das Kapitel zur Gefährlichkeit). Aber diese Auseinandersetzung ist notwendig, auch wenn sie Menschen mit Vorurteilen die scheinbare Ausflucht eröffnet, diese fachlichen Urteile seien es, die die Urteile in die Welt trügen.

Krankheitsbedingte Einschränkungen

Krankheiten und ihre Symptome können zu mannigfachen Einschränkungen führen. Wer ein Bein oder einen Arm gebrochen hat, kann viele Dinge nicht tun, die er sonst mit Selbstverständlichkeit verrichtet. Er ist in seiner körperlichen Leistungsfähigkeit beeinträchtigt. Wer einen Unfall mit Schädel-Hirn-Verletzungen erleidet, kann auch in seiner geistigen Leistungsfähigkeit eingeschränkt sein. Beide Personen sollten beispielsweise nicht Auto fahren, solange die Krankheit und deren Folgen andauern. Oft können sie in solchen Situationen ihren beruflichen – und ihren familiären – Verpflichtungen nicht nachkommen. Die Abwägung, was sie tun können und was nicht, ist das Ergebnis einer nüchternen Beurteilung. Sie hat, wenn sie angemessen ist, mit Vorurteilen nichts zu tun.

Die moderne Gesellschaft trägt dem Rechnung, indem sie das Privileg der anerkannten Arbeitsunfähigkeit aus Krankheitsgründen geschaffen hat. Wichtig ist, dass solche Einschränkungen mit den dazugehörigen Privilegien vorübergehend sind: für die Dauer der Arbeitsunfähigkeit bis zur Wiederherstellung der Leistungsfähigkeit. Zumindest ist es das Modell der modernen Medizin, dass »Krankheiten« heilbar und krankheitsbedingte Behinderungen vorübergehend sind. Weil das so ist, ist die Beurteilung der Arbeits- und Leistungsfähigkeit meist unproblematisch. Der verordnete Verzicht auf bestimmte Tätigkeiten ist vernunftgeboten. Er ist für die Betroffenen meist nachvollziehbar und subjektiv erträglich, zumal er mit einer Kompensation in Form von Krankengeld verbunden ist.

Anders ist es bei chronischen Erkrankungen, die die Wirklichkeit der modernen Medizin beherrschen. Sie können zu dauernden Behinderungen mit Einschränkungen der körperlichen, intellektuellen und psychischen Leistungsfähigkeit mit entsprechenden Konsequenzen führen. Als Beispiele dafür werden immer wieder schwer einstellbare Anfallsleiden (Epilepsie) und Formen von nur schwer einstellbarer Zuckerkrankheit (Diabetes) genannt. Es ist für jedermann nachvollziehbar, dass solche Kranke nicht an laufenden Maschinen tätig sein und dass sie keine solche Maschine im Straßenverkehr führen sollten. Leistungseinschränkungen gibt es selbstverständlich auch bei schweren psychischen Störungen. Wie allgemein bekannt, können diese so schwerwiegend sein, dass sie die Urteils- und Selbstbestimmungsfähigkeit aufheben.
Anders als bei körperlichen Erkrankungen tut sich die Umgebung schwer damit, zu begreifen, dass es sich auch bei psychischen Störungen meist um vorübergehende, auf die akute Krankheitsphase begrenzte Zustände handelt. Die allgemeine Leistungsfähigkeit ist nach durchlittenen Psychosen leider oft länger zeitlich eingeschränkt. Das gilt nicht für die Intellektualität, sondern vor allem für die emotionale Belastbarkeit, die Konzentrationsfähigkeit und die Belastbarkeit bei Stress. Das hat für viele Betroffene andauernde Auswirkungen auf die Arbeitsfähigkeit. Man täte ihnen keinen Gefallen, wenn man versuchte, das wegzudiskutieren. Es muss dann vielmehr darum gehen, Tätigkeitsfelder zu suchen und zu finden, die ihnen angemessen sind – oder sie zu »invalidisieren«. Eine Falle besteht darin, dass die Allgemeinheit dazu neigt, Betroffene nach durchlittener psychischer Krankheit unabhängig von ihrem Gesundheitszustand auf Dauer für bestimmte Tätigkeiten für ungeeignet zu halten, ohne dass ein nachvollziehbarer Grund dafür vorliegt. Es erübrigt sich, zu betonen, dass die Psychiatrie bei solchen Urteilen, die sich nicht selten als Vorurteile erwiesen haben, traditionell eine ungute Rolle gespielt hat.

Kontinuität und Eskalation: die Allport-Skala

Nach allen diesen Überlegungen lohnt es sich, die »Allport-Skala zur Erfassung von Vorurteilen und Diskriminierung« von 1954 wieder hervorzuholen und etwas genauer zu betrachten. Allport befindet sich gewiss nicht auf der Höhe der modernen Vorurteilsforschung, aber seine Vorstellungen sind für uns wichtige Grundlagen. Sie werfen ein Schlaglicht auf die Zusammenhänge zwischen Vorurteilen, Diskriminierung und Stigmatisierung. Seine fünfstufige Skala demonstriert eine Kontinuität vom bloßen Vorurteil über die Diskriminierung zur Ausgrenzung und schließlich zur Vernichtung (siehe PHELAN/LINK 2008). Am Anfang stehen:

1. »Abschätzige Bemerkungen (Verleumdung): Die Vorurteile werden gegenüber anderen (Gleichgesinnten, aber auch fremden) uneingeschränkt geäußert.
2. Vermeidung: Der Kontakt mit abgelehnten Gruppe wird gemieden, auch wenn dafür Unannehmlichkeiten in Kauf genommen werden müssen.
3. Diskriminierung: Es gibt Bestrebungen, Mitglieder der abgelehnten Gruppe von jeglichen öffentlichen Einrichtungen (zum Beispiel Erziehungs- und Erholungseinrichtungen, soziale Einrichtungen) fernzuhalten und ihnen den Zugang zu gewissen Privilegien und Rechten, auch zu Berufen und Wohngegenden zu verwehren: Die institutionalisierte Form der Rassendiskriminierung ist die Rassentrennung, die Apartheid (wie früher in den Südstaaten der USA und in Südafrika).
4. Körperliche Gewaltanwendung: Mit steigender Intensität der Emotion steigt auch die Gewaltbereitschaft gegen die abgelehnte Gruppe (zum Beispiel Zerstörung von Eigentum, körperliche Attacken etc.).
5. Vernichtung: zum Beispiel Massenmord und Völkermord« (zitiert nach Wikibooks 2012).

Allport behandelt hier ausschließlich die Abstufung und die Eskalation negativer, abwertender Vorurteile. Das ist eindeutiger und möglicherweise weniger verwirrend als die Differenzierung, die ich oben vorgenommen habe. Auffällig ist aber, dass er in seiner Skala ausschließlich das Denken und Handeln der Menschen mit Vorurteilen anspricht und nicht deren Wirkung auf die Betroffenen, die Opfer. Dieser Aspekt wird uns im nächsten Kapitel beschäftigen.

Stigma und Stigmatisierung

In den vergangenen beiden Jahrzehnten ist das Bewusstsein dafür gewachsen, dass die Stigmatisierung eine schwere Last für die Psychosekranken und ihre Angehörigen ist. Das Leiden unter dem Stigma, unter Vorurteilen, Diffamierung und Schuldzuweisung wird zur zweiten Krankheit. Deshalb muss sich die Psychiatrie, wenn sie erfolgreich behandeln will, auch mit der Stigmatisierung der Kranken auseinandersetzen. Sie tut dies nicht nur auf individueller Ebene. Unter der Schirmherrschaft der Weltgesundheitsorganisation versuchen zahlreiche nationale psychiatrische Fachgesellschaften, Angehörigenvereinigungen und Selbsthilfeorganisationen der Psychose-Erfahrenen das Bild der Öffentlichkeit von den psychisch Kranken und der Psychiatrie positiv zu beeinflussen – zum Teil in groß angelegten Kampagnen (SARTORIUS 2007). Dies geschieht unter dem Oberbegriff der Entstigmatisierung.

Entstigmatisierung ist ein Kunstwort. Es kommt in keinem Wörterbuch vor. Wie »Enthospitalisierung« signalisiert es Hoffnung und Zwiespältigkeit zugleich. Wenn wir prüfen wollen, ob der Versuch, die psychisch Kranken zu »entstigmatisieren«, Erfolg versprechend ist, müssen wir uns zunächst mit dem wenig geläufigen soziologischen Begriff des Stigmas beschäftigen. Dabei werden wir feststellen, dass es neben der Entstigmatisierung einen weiteren Begriff gibt, der konstruktive Auseinandersetzung mit der Stigmatisierung verspricht: das Stigma-Management bzw. die Stigmabewältigung. Letztere ist in ihrem Anspruch bescheidener. Sie konzentriert sich darauf, die Stigmatisierten zu befähigen, ihr persönliches Stigma zu bewältigen und ihre beschädigte Identität (GOFFMAN 1975) zu heilen.

Wortbedeutungen

Alle reden von Entstigmatisierung – was aber ist ein »Stigma«? Wenn wir entstigmatisieren wollen, müssen wir das wissen. Das Wort ist unvertraut. In Peters' *Wörterbuch der Psychiatrie und medizinischen*

Psychologie (1999) kommt das Wort nicht vor. Seine Bedeutung für uns bleibt auch nach dem Blick in ein gängiges Lexikon im Dunklen. Im dtv-Lexikon beispielsweise heißt es:

» Stigma: [für grch.], *MZ Stigmata, Stigmen*

1. Am Griffelende sitzende Narbe der Blüten

2. Christl. Theologie: Nach Gal 6, 17, die von Paulus ›an seinem Leib getragenen Malzeichen Jesu‹, die Narben der ihm von den Feinden Jesu zugefügten Wunden (s. Stigmatisation).

3. Atemöffnung der Insekten und Tausenfüßler; auch der Augenfleck bei Algen und Flagellaten. «

Auch der Verweis auf die »Stigmatisation« hilft uns nicht wesentlich weiter. Dort ist zum einen die »vegetative Stigmatisation« genannt, eine »besonders lebhafte Reaktionsbereitschaft des vegetativen Nervensystems aufgrund einer anlagebedingten Schwäche«. Zum andern geht es – in aller Ausführlichkeit – um die nach christlicher Tradition und Glauben »nicht durch äußere Einwirkung verursachte Ausprägung von Wundmalen Jesu bei einem Menschen«.

Als hilfreicher erweist sich das *Etymologische Wörterbuch des Deutschen* (1995). Dort heißt es unter dem Stichwort:

» Stigma. ›Merkmal, (entehrendes) Kennzeichen, Wundmal«. Lat. *stigma*. Hervorgegangen aus griechisch *stígma*. ›Stich, Brandmal, Malzeichen, Kennzeichen‹. Zu griech. stízein ›stechen, punkten, tätowieren, brandmarken‹ (verwandt mit Stechen und Stich). Wird Anfang des 17. Jahrhunderts in seinen Bedeutungen, den Sklaven und Verbrechern zur Beschimpfung eingebranntes ›Zeichen, Brandmal‹ und (mittellateinisch) ›eines der fünf Wundmale Christi‹, ins Deutsche übernommen. Seit der zweiten Hälfte des 19. Jahrhunderts begegnet übertragener Gebrauch ›Kennzeichen, Merkmal, Schandmal‹, in der Medizin ›Krankheitsanzeichen‹. «

Erst das *Fremdwörterbuch des Duden* (2007) führt uns zur relevanten Wortbedeutung, wenn wir von *Stigma* und *stigmatisieren* sprechen:

» (Med.) auffälliges Krankheitszeichen, bleibende krankhafte Veränderung.« »jemanden brandmarken, anprangern. 2. (Soziol.) jemandem bestimmte, von der Gesellschaft als jemandem bestimmte, von der Gesellschaft als negativ bewertete Merkmale zuordnen, jemanden in diskriminierender Weise kennzeichnen. «

In der Tat meinen wir, wenn wir den Begriff des Stigmatisierens verwenden, seine soziologische Bedeutung.

Der amerikanische Soziologe Erving GOFFMAN hat dem Problem der Stigmatisierung eines seiner frühen – jetzt klassischen – Bücher gewidmet: *Stigma. Über Techniken der Bewältigung beschädigter Identität* (1963, deutsch erstmals 1967). Die Griechen, so Goffman,

» schufen den Begriff des Stigma als Verweis auf körperliche Zeichen, die dazu bestimmt waren, etwas Ungewöhnliches oder Schlechtes über den moralischen Zustand des Zeichenträgers zu offenbaren. Die Zeichen wurden in den Körper geschnitten oder gebrannt und taten öffentlich kund, dass der Träger ein Sklave, ein Verbrecher oder Verräter war – eine gebrandmarkte, rituell für unrein erklärte Person, die gemieden werden sollte, vor allem auf öffentlichen Plätzen « (GOFFMAN 1975, S. 9).

Heute werde der Begriff »weitgehend in einer Annäherung an seinen ursprünglichen wörtlichen Sinn« gebraucht, aber eher im Hinblick auf die Entehrung bzw. die Unehrenhaftigkeit selbst als auf deren körperlichen Ausdruck. Die Wissenschaft habe sich bislang jedoch kaum darum bemüht, die strukturellen Vorbedingungen von Stigmata zu beschreiben oder auch nur eine Definition des Begriffs zu liefern. GOFFMANS Anliegen ist es, »einige sehr allgemeine Annahmen und Definitionen zu skizzieren« (ebd.).

Ich werde mich im Folgenden eng an Goffmans Überlegungen anschließen. Denn alles – fast alles –, was in der neueren Soziologie und Psychiatrie über Stigmata geredet und geschrieben wird, geht, wenn es fundiert ist, auf ihn zurück – selbst dann, wenn er nicht als Quelle genannt wird.

Mit dem Konzept des Stigmas, der Beschädigung der sozialen Identität, zeigt er, dass es für viele Menschen, die sich sozial abweichend verhalten oder zu einem abweichenden Dasein verurteilt sind, um viel mehr geht als um das Einhalten oder Verletzen von Regeln und Normen. Für sie geht es um die Frage der sozialen und personalen Identität und darum, wie diese in das konkrete soziale Umfeld eingebracht werden kann – um nichts weniger als das »eigene Leben« in der komplexen Lebenswelt einer größeren sozialen Gemeinschaft.

Wir haben, wo immer wir leben, bestimmte Vorstellungen davon, wie Menschen sich verhalten, wie sie leben, wie sie sein sollten, ob uns das nun bewusst ist oder nicht:

» Wenn ein Fremder uns begegnet, dürfte der erste Anblick uns befähigen, seine Kategorie und seine Eigenschaften, seine ›soziale Identität‹ zu antizipieren [...]. Weil persönliche Charaktereigenschaften wie zum Beispiel ›Ehrenhaftigkeit‹ ebenso einbezogen sind wie strukturelle Merkmale von der Art, des ›Berufs‹. Wir stützen uns auf die Antizipationen, die wir haben, indem wir sie in normative Erwartungen umwandeln, in rechtmäßig gestellte Anforderungen « (ebd., S. 10).

Erving Goffman bezeichnet diese Erwartungen als Zuschreibung einer »virtuellen sozialen Identität«. Demgegenüber enthält die »aktuale soziale Identität« jene Eigenschaften und Merkmale, über die ein Mensch tatsächlich verfügt. Anspruch und Wirklichkeit unterscheiden sich voneinander. Das ist sozialer wie soziologischer Alltag. Aber es gibt Unterschiede, die ohne Schwierigkeiten akzeptiert und integriert werden können, und solche, bei denen das unmöglich ist:

» Im Extrem handelt es sich um eine Person, die durch und durch schlecht ist oder gefährlich oder schwach. In unserer Vorstellung wird sie von einer ganzen und gewöhnlichen Person zu einer befleckten, beeinträchtigten herabgemindert. Ein solches Attribut ist ein Stigma, besonders dann, wenn seine diskreditierende Wirkung sehr extensiv ist [...]. Es konstituiert eine besondere Diskrepanz zwischen virtualer und aktualer sozialer Identität « (ebd., 10 f.).

Erving Goffman fügt hinzu, dass nicht alle unerwünschten Eigenschaften stigmatisiert werden, sondern nur diejenigen, die mit unserem Bild von dem, was ein Individuum sein sollte, unvereinbar sind.

» Der Terminus Stigma wird also in Bezug auf eine Eigenschaft gebraucht werden, die zutiefst diskreditierend ist. Aber es sollte gesehen werden, dass es einer Begriffssprache von Relationen, nicht von Eigenschaften bedarf. Ein und dieselbe Eigenschaft vermag den einen Typus zu stigmatisieren, während sie die Normalität des andern bestätigt, und ist daher als ein Ding an sich weder kreditierend noch diskreditierend « (ebd., S. 11).

Goffman bringt in diesem Zusammenhang das Beispiel der Hochschulbildung: In einigen Berufen sei es in Amerika ein Makel, über keine zu verfügen; es sei besser, diesen Mangel zu verheimlichen. In anderen Berufen jedoch sei es besser, eine Hochschulausbildung zu verheimlichen, um nicht als Versager oder Außenseiter zu gelten.

Goffman unterscheidet drei »krass verschiedene« Typen von Stigmata: die »Abscheulichkeiten des Körpers«, »individuelle Charakterfehler, wahrgenommen als Willensschwäche«, die aus einem bekannten Katalog von Geistesverwirrung, Gefängnishaft, Sucht, Homosexualität, Arbeitslosigkeit, Selbstmordversuchen und radikalem politischem Verhalten hergeleitet werden. Und schließlich gebe es die »phylogenetischen Stigmata von Rasse und Religion, die von Geschlecht zu Geschlecht weitergegeben würden und alle Mitglieder einer Familie kontaminierten« (ebd., S. 13).

Alle diese Beispiele haben dieselben soziologischen Merkmale. Die Betroffenen, die wir sonst ohne Schwierigkeiten in unsere Gemeinschaft aufgenommen hätten, haben eine Eigenschaft, die wir unter keinen Bedingungen hinnehmen können und die uns veranlasst, alle ihre sonstigen Eigenschaften, die wir an ihnen schätzen, als nichtig zu betrachten: Sie haben ein Stigma. Sie sind »in unerwünschter Weise anders, als wir es antizipiert hatten«. Im Grunde seien wir davon überzeugt, dass Personen mit einem Stigma »nicht ganz menschlich« seien. Deshalb diskriminierten wir sie und reduzierten ihre Lebenschancen »wirksam, wenn auch oft gedankenlos«. Er schreibt:

» Wir konstruieren eine Stigmatheorie, eine Ideologie, die ihre Inferiorität erklären und die Gefährdung durch den Stigmatisierten nachweisen soll [...]. In unserer täglichen Unterhaltung gebrauchen wir spezifische Stigmatermini wie Krüppel, Bastard, Schwachsinniger, Zigeuner als eine Quelle der Metapher und der Bildersprache, bezeichnenderweise ohne die ursprüngliche Bedeutung zu bedenken. Wir tendieren dazu, eine lange Kette von Unvollkommenheiten auf der Basis der ursprünglichen einen zu unterstellen [...] « (ebd., S. 14).

Traditionen der Stigmatisierung

Die Ausschließung der Stigmatisierten ist beileibe kein Privileg der modernen Gesellschaft. Sie reicht weit in die Geschichte zurück und ist, wie Klaus E. Müller in seinem Buch *Der Krüppel* in aller Ausführlichkeit darlegt, in der gesamten Menschheit weit verbreitet. »Schon dem gottesfürchtigen König David (ca. 1004–965 v.Chr.) ›waren die Blinden und Lahmen in der Seele verhasst‹« (Buch Samuel 5, 8, nach Müller 1996).

Die »Krüppelscheuheit« der Antike, auch der antiken Medizin, ist bekannt (Finzen 1969). Platon verficht in seinem Alterswerk, den Gesetzen, eine klare Haltung: Nicht nur unverbesserliche Bettler sollen vertrieben werden, Verbrecher sollen Tod oder Verbannung erfahren. Auch »Krankheitsträger«, die nicht mehr heilbar erscheinen, müssen ausgetilgt werden. »Lebensfähig sind nur gesunde (das heißt nach traditionellem Verständnis ›reine‹) Allgemeinwesen« (MÜLLER 1996). Während des ganzen Mittelalters werden Verbrecher gebrandmarkt, Aussätzige mit Siechenmänteln, Schellen und Klappern versehen, Geistesgestörte (»Besessene«) mit einer Kreuz-Tonsur geschoren, haben Dirnen in unirdischen Farben zu gehen und Juden gelbe Flicken auf ihren Gewändern zu tragen. »Die Angst, dem Bösen nahe zu kommen und von seiner Berührung tödlich gebrannt zu werden, saß tief« (MÜLLER 1996).

Die Reformation ändert daran nichts:

» Das Kirchenvolk ließ sich nicht beirren, zumal ihm in dem großen Reformer Martin Luther alsbald ein mutiger Fürsprech entstand. Missgestaltete Kinder, entschied er, sollten am besten gleich nach der Geburt getötet werden; sie hätten ohnehin eine begrenzte Lebenserwartung und würden bis dahin nur unnütz ›fressen und saufen‹; gewöhnlich scheint dem Ertränken der Vorzug gegeben zu werden « (MÜLLER 1996).

Es muss nicht daran erinnert werden, wie weit wir es mit der Stigmatisierung im 20. Jahrhundert gebracht haben. Bemerkenswert allerdings ist, wie wenig wir daraus gelernt haben. Völkermord und ethnische »Säuberung« haben das letzte wie das erste Jahrzehnt dieses Jahrhunderts geprägt, auch in Teilen Europas. Im ganz normalen Alltag werden Rollstuhlfahrer angepöbelt, Andersfarbige drangsaliert, geistig Behinderte verhöhnt und psychisch Kranke diskriminiert. Das beginnt im Kindergarten, setzt sich fort in der Schule, in der Kneipe, im Verein, im Fußballstadion, in Reden politischer Parteigrößen.

Wurzeln der Stigmatisierung

Es ist eine gefährliche Illusion zu glauben, Stigmatisierung als soziales Phänomen könne aufgehoben werden. Wenn das Stigma allgegenwärtig ist, in einfachen Gesellschaften genauso verbreitet ist wie in komplexen, in historischen wie in der Gegenwart, dann müssen wir uns fragen, ob die Stigmatisierung bestimmter Individuen mit bestimmten körperlichen, psychischen oder sozialen Merkmalen nicht gesellschaftliche Notwendigkeit ist. Wir müssen uns fragen, ob die Kennzeichnung und Ausgrenzung »Andersartiger« nicht eine der Voraussetzungen für die Aufrechterhaltung der aktualen sozialen Identität der »Normalen« ist.

Es spricht viel dafür, dass das so ist. Argumente dafür finden wir beispielsweise in einem Aufsatz des amerikanischen Ethnomethodologen Harold G. Garfinkel (1956) über die »Voraussetzungen erfolgreicher Entwürdigungszeremonien«. Zur Aufrechterhaltung und zur Förderung der eigenen Identität ist es danach notwendig, sich mit Mitgliedern der eigenen Gemeinschaft zu identifizieren, sich von anderen abzugrenzen, diese anderen, insbesondere wenn sie als andersartig erlebt werden, im Zweifel auszugrenzen, auf jeden Fall aber die eigene Identität als die bessere, als die überlegene zu verstehen. Dies wird durch soziale Mechanismen gefördert, die Garfinkel als »degradation ceremonies« bezeichnet. Solche sozialen Rituale seien notwendig, um den gesellschaftlichen Zusammenhang zu sichern. Es sei ein unabdingbares Merkmal sozialer Organisationen, bei ihren Mitgliedern Schamgefühle erzeugen zu können. Die Möglichkeit zum Entzug der Identität gehöre zu den Sanktionsmechanismen aller sozialen Gruppierungen. Sie sei ein soziologisches Axiom, das nur in »vollständig demoralisierten Gesellschaften« fehle (ebd.). Ich werde im letzten Kapitel darauf zurückkommen.

Es ist hier nicht der Ort zu klären, warum das so ist. Um den sozialen Zusammenhalt zu sichern, scheint es aber bis zu einem gewissen Grad unabdingbar zu sein, erwünschtes Verhalten zu fördern und zu belohnen und unerwünschtes Verhalten zu kennzeichnen, zu brandmarken und schlimmstenfalls zu ächten. Unerwünschtes soziales Verhalten ist in der mildesten Form schlicht »soziale Abweichung«, in ausgeprägterer Form kriminell oder psychisch (bzw. geistig) gestört, im schlimmsten Fall als »Tabubruch«, Verrat oder Gewalt ein existenzgefährdender Angriff auf die Gesellschaft selbst.

Ob nun aber das abweichende Verhalten eines Menschen als harmlos oder gemeingefährlich klassifiziert wird, ist weitgehend eine Frage der Kultur und Interpretation. Degradierungsrituale bzw. Entwürdigungszeremonien dienen dazu, diesen interpretativen Prozess zu fördern. Und es hängt vom sozialen Spielraum ab, von der Flexibilität und der Toleranzfähigkeit einer Gesellschaft, ob jemand als Außenseiter gedul-

det oder als Hexe verbrannt wird, ob jemand als psychisch Kranker therapiert oder wie im Dritten Reich ermordet oder – wie in historischen Gesellschaften nicht unüblich – einfach ausgesetzt wird.
In jedem Fall bleibt das Stigma.

Der Prozess der Stigmatisierung – Stigmatypen

Je nach Art des Stigmas verlaufen Prozess und Erleben der Stigmatisierung unterschiedlich (LINK/PHELAN 2001; PHELAN/LINK 2008; STUBER u.a. 2008). Aber alle Stigmatisierten machen eine ähnliche Erfahrung: Sie müssen zur Kenntnis nehmen, dass sie anders sind als andere Menschen, als die »normalen«. Sie müssen lernen, damit umzugehen. Die Stigmatisierung und ihr Umgang damit werden zu einem Teil ihrer Biografie. Er trägt zu ihrer Identitätsbildung bei und führt, wie GOFFMAN schreibt, zu einer »beschädigten Identität«. Den Weg dahin beschreibt er mit dem soziologischen Begriff der »Karriere«. Damit nimmt er einen Begriff wieder auf, den er in *Asyle* (1972) für die Entwicklung des langzeitigen Anstaltspatienten geprägt hatte. Die übliche Übersetzung dieses Begriffes »moral carrier« mit »moralischer Werdegang« ist ungenau. Der Begriff der Karriere, einer Entwicklung, auf die der Betroffene Einfluss hat, ist nicht nur angemessener. Er ist seit den siebziger Jahren auch in der Medizinsoziologie üblich geworden (etwa GERHARDT 1986).
Menschen mit einem Stigma machen ähnliche Lernerfahrungen »hinsichtlich ihrer Misere« und haben »ähnliche Veränderungen in der Selbstauffassung – einen ähnlichen ›moralischen Werdegang‹ [...], der beides ist, Ursache und Wirkung der Gebundenheit an eine ähnliche Sequenz persönlicher Anpassungen« (GOFFMAN 1975, S. 45). Allerdings unterscheidet sich diese Entwicklung, je nachdem, ob jemand mit einem angeborenen Stigma auf die Welt kommt, ob jemand im Laufe seines Lebens an einem stigmatisierenden Leiden erkrankt (oder stigmatisiertes abweichendes Verhalten entwickelt) oder ob er in eine Gemeinschaft von Stigmatisierten hineingeboren wird, sei es aus religiösen, nationalen oder »rassischen« Gründen.

Das angeborene Stigma

Zahlreiche Stigmata sind angeboren: Hasenscharte und Wolfsrachen (UHLEMANN 1990), Taubheit und Blindheit, Cerebralparese (spastische Lähmung) und geistige Behinderung – oder vielerorts Rothaarigkeit. Die Betroffenen müssen – und können – von früher Kindheit an lernen, mit dem Merkmal und mit der Reaktion der Umwelt zu leben. Allerdings nehmen sie das Stigma oft erst allmählich im Umgang mit den »normalen« Kindern und Erwachsenen wahr. Nicht ganz selten geschieht das aber auch abrupt, etwa bei Eintritt in den Kindergarten oder in die Schule. Bis dahin gelingt es in einer beschützenden Umgebung, dass das »Kind sich als vollkommen qualifiziertes, gewöhnliches menschliches Wesen von normaler Identität« sieht (ebd., S. 46).
Der Stigmatisierte wird gemieden; er findet keine Freunde, und wenn er welche findet, mögen die sich häufig nicht mit ihm in der Öffentlichkeit zeigen. Er wird zurückgewiesen, verspottet. Er findet keine Beschäftigung, auch die nicht, die er ebenso gut wie andere ausüben könnte. Ihm wird vermittelt, er sei unnütz und überflüssig. Er fühlt sich nicht nur wie ein Ausgeschlossener, er ist es auch.

Stigma durch Krankheit

Wenn das Stigma erst später im Leben auftritt, hat das »Individuum über den Normalen und den Stigmatisierten gründlich gelernt, bevor er sich als unzulänglich sehen musste. Voraussichtlich wird sein besonderes Problem seine Neuidentifizierung sein und mit besonderer Wahrscheinlichkeit wird es eine Missbilligung seiner selbst entwickeln« (GOFFMAN 1975, S. 48; vgl. GERLINGER u.a. 2013).
Goffman führt das Beispiel eines Kranken mit künstlichem Darmausgang an:

» Wenn ich vor der Darmoperation einen Geruch im Bus oder in der Untergrundbahn roch, fühlte ich mich gewöhnlich sehr belästigt. Ich dachte immer, dass die Leute widerlich wären, dass sie nicht baden [...]. Ich dachte immer, dass der Gestank von dem, was sie aßen, käme. Ich war immer schrecklich belästigt [...]. So glaube ich natürlich, dass die jungen Leute genau so über mich denken, wenn ich stinke. « (ebd., S. 49)

Es gibt viele Beispiele von körperlichen Erkrankungen, die die Betroffenen entstellen: die Deformation des Kopfes, der Verlust von Augen oder Nase, primäre Erkrankungen der Haut und Verbrennungen, in frühen Jahrzehnten am häufigsten die Hasenscharte und der Wolfsrachen. Aber auch psychische Krankheiten gehören in diese Gruppe, und zwar selbst dann, wenn die durch sie bedingten Behinderungen nicht für alle sichtbar sind. Die Betroffenen sind mit einer besonderen Situation konfrontiert:

Sie selbst sind mit den Vorbehalten und Vorurteilen gegenüber psychisch Kranken aufgewachsen, die unter den »Normalen« vorherrschen. Entsprechend entwickeln sie – und ihre Angehörigen – zwangsläufig eine Missbilligung ihrer selbst. Sie tun das umso mehr, je ausgeprägter die gesellschaftlichen Vorurteile gegenüber ihrer Krankheit sind, je stärker sie im alltäglichen Leben zurückgewiesen, geächtet, ausgeschlossen oder verhöhnt werden. Auf diese Weise wird das Stigma zur zweiten Krankheit, die ebenso belastend sein kann wie die erste und die zum Genesungshindernis ersten Ranges werden kann.

Das Stigma der Minderheitenzugehörigkeit

Das Stigma der Zugehörigkeit zu einer Minderheit sei hier nur am Rande angesprochen. Es hat viele Ähnlichkeiten mit den anderen Stigmatypen. Aber es gibt einen entscheidenden Unterschied. Die Angehörigen einer stigmatisierten Minderheit sind körperlich und psychisch »normal«. Sie haben bessere Voraussetzungen für die Stigmabewältigung, weil sie gesund sind und weil sie in der Gemeinschaft von gleichermaßen Stigmatisierten leben. Dass dies unter Extrembedingungen nichts nützt, hat das Schicksal der Juden, der Sinti und Roma, der Homosexuellen und der vielen anderen Unterdrückten und Gequälten im Dritten Reich bewiesen.

Eine mögliche Parallele zur zweiten Gruppe der Stigmatisierten sei erwähnt: Sie ist gegeben, wenn das Stigma, ähnlich wie bei zahlreichen Krankheiten, erst später im Leben eintritt: etwa bei der Emigration oder der Flucht in ein fremdes Land, in eine andere Kultur.

Psychisch Kranke: diskreditiert und diskreditierbar

Bei vielen körperlich Behinderten, bei Menschen mit Entstellungen, bei Blinden oder Taubstummen wird das Stigma deutlich, sobald wir mit ihnen in Kontakt kommen. Sie sind für jedermann sichtbar gezeichnet und gegebenenfalls diskreditiert. Es gibt aber Stigmaträger, deren »Andersartigkeit« nicht auf den ersten Blick erkennbar ist. Diese Menschen sind nicht diskreditiert, sondern diskreditierbar. Psychisch Kranke sind beides: diskreditiert und diskreditierbar. Ein innerer Kreis von Menschen, mehr oder weniger groß, weiß, dass sie krank sind. Andere sehen es ihnen an, zum Beispiel aufgrund von extrapyramidalmotorischen Nebenwirkungen ihrer Medikamente. Die meisten aber wissen es nicht.

Diejenigen, die von ihrer Krankheit wissen, aktualisieren das Bild von psychisch Kranken, das sie im Laufe ihrer eigenen Sozialisation verinnerlicht haben, in der Begegnung mit ihnen. Da finden sich mehr oder weniger ausgeprägte Vorurteile und Angst vor ihrer angeblichen Unberechenbarkeit, ihrer Gefährlichkeit. Auf jeden Fall aber sind sie auf der Hut. Die Selbstverständlichkeit des sozialen Umgang mit den »Normalen« ist aufgehoben. Das Grundvertrauen in die Verlässlichkeit der sozialen Erwartungen, das man üblicherweise im Umgang mit anderen Menschen hat, ist erschüttert. Die soziale Distanz, die die Gesunden zu psychisch Kranken wahren, ist größer als der Abstand zu Menschen, bei denen psychische Störungen nicht bekannt sind. Untersuchungen von Matthias C. ANGERMEYER und Christian S. SIARA (1994) haben dies längst deutlich gemacht.

Der »Durchschnittsbürger« ist bereit, psychisch Kranke als Nachbarn oder Arbeitskollegen zu akzeptieren. Schwieriger wird es, wenn es um größere Nähe geht, sei es als Untermieter, als Familienmitglied durch Heirat oder – verständlicherweise – bei der Beaufsichtigung kleiner Kinder (ebd.). In derselben Untersuchung wird dargelegt, wie die soziale Distanz wächst, wenn Dinge geschehen, die geeignet sind, die Vorbehalte gegenüber psychisch Kranken zu verstärken. In dieser Studie waren dies die Attentate auf die Politiker Lafontaine und Schäuble im Jahre 1990 und die breite Medienberichterstattung darüber. Ulrike HOFFMANN-RICHTER und Kollegen (1998, 2000) haben in mehreren

Untersuchungen gezeigt, dass die Berichterstattung über Schizophreniekranke in Zeitungen und Zeitschriften unabhängig von außergewöhnlichen Ereignissen auch im Alltag einen negativen Tenor hat. So wird über Schizophrenie im Lokalteil von Zeitungen fast ausschließlich im Zusammenhang mit Gewalttaten berichtet, während Informationen über die Krankheit selbst ausgesprochen selten sind.

Das Bewusstsein von Vorbehalten und Vorurteilen führt dazu, dass viele psychisch Kranke und ihre Angehörigen versuchen, ihr Leiden zu verbergen. Dies ist möglich, wenn die Krankheit ganz oder weitgehend überwunden ist. Aber es hat Konsequenzen, denn das Verbergen eines Teils der eigenen Identität ist belastend. Goffman beschreibt das wie folgt:

» Das entscheidende Problem ist es nicht, mit der Spannung, die während sozialer Kontakte erzeugt wird, fertig zu werden, sondern eher dies, die Information über ihren Fehler zu steuern. Eröffnen oder Nicht-Eröffnen; Sagen oder Nicht-Sagen; Rauslassen oder Nicht-Rauslassen; Lügen oder Nicht-Lügen; und in jedem Fall, wem, wie, wann und wo « (Goffman 1975, S. 56).

Mit anderen Worten: Psychisch Kranke, die ihre Störung verbergen, leben unter dauernder Anspannung und in der Sorge, entdeckt – diskreditiert – zu werden. Aber nicht nur das: Während die »Normalen« gegenüber bekannten psychisch Kranken – Vorurteile hin oder her – ein gewisses Maß an Takt bewahren, erleben »verdeckte« Kranke immer wieder, dass Vorbehalte und Vorurteile im informellen Gespräch in aller Brutalität geäußert werden. Auf diese Weise werden sie in einer Heftigkeit mit solchen Vorurteilen konfrontiert, die sie in der Regel nicht aushalten müssten, wenn sie ihr Leiden offenbarten.

Dazu kommt, dass sie nicht mit Rücksichten rechnen können, die bekannten psychisch Kranken unter Umständen gewährt werden, wenn Restsymptome bestehen: Verminderung des Antriebes, Depressivität, allgemeine Verletzlichkeit. Mit anderen Worten: Das Verbergen der Krankheit mag einige Probleme lösen, andere verschärft es. Wenn ein psychisch Kranker sich nicht offenbart, ist es nicht so,

» dass er Vorurteilen gegen sich begegnen muss, sondern eher so, dass er unwissentlicher Akzeptierung seiner selbst durch Individuen begegnen muss, die voreingenommen sind gegen Personen von der Art, als deren Angehöriger er enthüllt werden kann. Wohin er auch immer geht, wird sein Verhalten die andern fälschlich darin bestätigen, dass sie in Gesell-

schaft dessen sind, was sie im Effekt fordern, aber entdecken können, nicht vor sich zu haben, nämlich eine geistig makellose Person, wie sie selbst. Absichtlich oder im Effekt verbirgt der ehemalige psychisch Kranke die Information über seine wirkliche soziale Identität, und er erhält und akzeptiert eine Behandlung, die auf falschen Voraussetzungen hinsichtlich seiner beruht « (ebd., S. 57).
Tatsächlich brauchen psychisch Kranke und ehemals psychisch Kranke den Austausch mit anderen Menschen über ihr Leiden, ihre Behandlung und ihre damit verbundenen Probleme. Das soziale Leben in einer Welt der Täuschung kann außerordentlich belastend werden und Rückfälle begünstigen. Trotzdem scheint es zu den schwierigsten sozialen Herausforderungen für rekonvaleszente psychisch Kranke zu gehören, über den engsten Familienkreis hinaus Menschen zu finden, denen sie ohne Furcht vor Abwertung und Zurückweisung vertrauen können. Bei einer Fehleinschätzung kann gerade das die Folge sein, was sie vermeiden wollten: Diskreditierung dadurch, dass sie ihr Stigma sichtbar gemacht haben, und Verrat durch Weiterverbreitung ihres Geheimnisses.

Stigmatisierung, Ausgrenzung und sozialer Zusammenhalt

Es gibt einige soziale Axiome, die nicht angetastet werden können, ohne den sozialen Zusammenhalt zu gefährden. Eines dieser Axiome ist die Zugehörigkeit: zur Familie, zum Betrieb, zur Gemeinde. Zugehörigkeit aber auch zu Untergruppen: zum Sportverein, zur Selbsthilfegruppe, zu einer Religionsgemeinschaft. Für jede dieser Gruppen gelten Regeln – soziale Normen und Erwartungen. In jeder dieser Gruppen haben die Mitglieder ihre Position, ihren individuellen Status.
Wie immer eine gesellschaftliche Gruppierung sich organisiert, eines ihrer wichtigsten Elemente sind ihre Grenzen. Innerhalb dieser gelten bestimmte Normen und Werte, die nicht ohne Strafe verletzt werden. Sie regeln die Qualifikation für die Mitgliedschaft. Man kann hineingeboren werden oder die Mitgliedschaft erwerben. Alle Menschen sind Mitglieder mehrerer solcher Gruppen. Das gilt im Zeichen wachsender sozialer Komplexität der modernen Gesellschaft viel mehr als in traditionalen Gesellschaften der Vergangenheit.

Wie immer eine solche gesellschaftliche Gruppierung aussieht, ihre Mitglieder müssen imstande sein, die Regeln, Normen und Werte zu erkennen und einzuhalten. Es ist eine Grundvoraussetzung menschlichen Zusammenlebens, dass die Mitglieder einer Gruppe sich auf die Berechenbarkeit des Verhaltens der übrigen Mitglieder verlassen können. Deswegen wird abweichendes Verhalten mit Sanktionen belegt, gleichgültig ob es beabsichtigt oder unabsichtlich ist. Deswegen wird die Verletzung zentraler Regeln und Werte mit dem Ausschluss bestraft. Dann greifen im Extremfall jene Degradierungszeremonien, die Harold GARFINKEL (1956) vor allem als soziale Grenzsicherungsmaßnahmen gegen existenzielle Bedrohungen des sozialen Zusammenhalts verstanden hat.

Stigmatisierung hat sehr viel mit Sicherung und Sichtbarmachung von Grenzen zu tun. Stigmaträger gehören sichtbar *nicht* dazu. Sie sind gezeichnet, geschlagen, gebrandmarkt. Ihre Zeichen offenbaren, wie Goffman zum Ursprung des Stigmas schreibt, »etwas Ungewöhnliches oder Schlechtes über den moralischen Zustand des Zeichenträgers« (GOFFMAN 1975, S. 9). Die islamische Scharia mit ihren Körperstrafen hat diese antike Tradition gleichsam in die Moderne gerettet. Die Nazis haben die Juden gebrandmarkt, indem sie sie gezwungen haben, einen gelben Stern zu tragen.

Auch die gegenwärtige Gesellschaft kennt ihre rigorosen Abgrenzungen von jenen, die nicht dazugehören. Es sind nicht mehr die Aussätzigen, die »ausgesetzt« werden, sondern zum Beispiel die Wohnungslosen. Es sind die Angehörigen von »Randgruppen«, die mehr oder weniger ausgeschlossen sind: bestimmte Ausländer, »Asylanten«, Schwarze, Mitglieder von »Sekten« und bestimmter anderer Religionsgemeinschaften, Menschen mit anderer als heterosexueller Orientierung, radikal Andersdenkende, Menschen mit körperlichen und geistigen Behinderungen, mit entstellter körperlicher Erscheinung – und eben psychisch Kranke.

Das Ausmaß und die Rigorosität des Ausschlusses und der Ausgrenzung unterscheiden sich jeweils, aber es ist keine Gesellschaft vorstellbar, die auf solche Ausgrenzungen verzichtet. Unterschwellig vorhanden sind offenbar immer und überall Vorbehalte gegenüber Krüppeln, Schwachsinnigen, Zigeunern, Juden, Geisteskranken etc. Vorurteile und Ressentiments gegenüber diesen Menschen scheinen beim westlichen Menschen tief verwurzelt zu sein und das verlangt unsere Wachsamkeit. Auch wenn die Tatsache soziologisch unangefochten sein mag, dass Grenzen für das Überleben von sozialen Gebilden unabdingbar sind, ist die Ausschließung und Instrumentalisierung bestimmter Mitmenschen zur »Grenzmarkierung« eine gefährliche Angelegenheit.

Soziale Repräsentationen und Vorurteile

Wir sollten uns allerdings nicht der Illusion hingeben, dass wir dies grundsätzlich ändern können. Wir können versuchen, besonders gefährliche und irrationale Vorurteile durch gezielte Aufklärung und Sympathiewerbung zu mildern, im Einzelfall vielleicht sogar zu überwinden. In der Vergangenheit hat sich am Beispiel der psychisch Kranken (CUMMING/CUMMING 1957, siehe auch das Schlusskapitel), aber auch am Beispiel der jüdischen Bevölkerung immer wieder gezeigt, dass durch solche wohlgemeinten Kampagnen auch Ressentiments geweckt werden können. Es sind letzten Endes Ängste, oft irrationale Ängste, die die Stigmatisierung aufrechterhalten; und Irrationalität ist durch Aufklärung und Wissensvermehrung nicht aufzuheben. Deswegen sind Hilfen bei der Stigmabewältigung wichtiger als »Entstigmatisierungskampagnen«.

Die Begegnung mit einem körperlich Entstellten wird leicht zur Bedrohung der eigenen körperlichen Identität, das Erleben von schwerer körperlicher Krankheit eines Menschen konfrontiert mit der gelegentlich mühsam kompensierten Angst vor eigener Krankheit und vor dem Tod. Die Begegnung mit geistig Behinderten und psychisch Kranken schließlich berührt die verbreitete Angst, »den Verstand zu verlieren«. Solche Ängste schlagen sich in »sozialen Repräsentationen« (MOSCOVICI 1984; FLICK 1995) nieder, in inneren Bildern, die in einer Mischung aus Wissen und Gefühlen im Laufe des Lebens erworben werden und sich, wenn überhaupt, nur ganz allmählich ändern.

Soziale Repräsentationen sind nicht schlichtes Alltagswissen. Sie sind Wissen verknüpft mit ideologischen, zum Teil mythischen und emotionalen Vorstellungen, im Falle von Krankheiten vor allem mit Angst. Überzeugungsarbeit in diesem Sinne muss deshalb auch Beziehungsarbeit sein. Nur wenn persönliche Überzeugungskraft vorhanden ist, kann Vertrauen aufgebaut werden, können die sozialen Repräsentationen der Kranken dynamisiert und auf diese Weise verändert werden, kann – am Ende, nicht am Anfang – ihr Wissen neu konstituiert werden. Dass dies auch bei schweren psychischen Störungen keineswegs aussichtslos ist, zeigt eine Untersuchung von Matthias C. Angermeyer und Thilo Held (1993), nach der sich die Vorstellungen der Kranken im Lauf der Behandlung jenen der Fachpersonen annähern – in ähnlicher Weise übrigens wie die Vorstellungen von Medizinstudenten im Lauf ihres klinischen Studiums.

Stigma by Courtesy: Sippenhaft

Der Ausdruck »Stigma by Courtesy« hat sich in den letzten Jahren geradezu epidemisch verbreitet. Ruft man ihn bei Google auf, findet man Millionen von Nennungen. Offenbar handelt es sich um ein verbreitetes Phänomen. Leider trägt diese Verbreitung wenig zum Verständnis des von Erving Goffman eingeführten Begriffs bei. Goffman widmet ihm unter der Überschrift »The Own and the Wise« ein ganzes Kapitel, was im Original ebenso wenig erklärt wie die deutsche Übersetzung von Frigga Haug (GOFFMAN 1975, S. 30–44), in der es »Seinesgleichen und Weise« heißt. Dabei ist es wenig hilfreich, dass sie den Begriff mit »Ehrenstigma« übersetzt. Es geht eher um »Sippenhaft« als um »Ehre«. Denn gemeint ist, dass das Stigma nicht nur den ursprünglich Stigmatisierten erfasst, sondern dass es sich ausbreitet, als wäre es ansteckend, dass es auf die Menschen übertragen wird, die mit ihm in Beziehung stehen: Angehörige, Freunde, Bekannte, Kollegen, aber sogar auch auf Personen, die ihm beruflich verbunden sind: Krankenschwestern, Sozialarbeiter, Ärzte, Sonderschullehrer, Behindertenpädagogen oder das Personal in Gefängnissen. Deswegen breitet sich heute im angelsächsischen Raum der Begriff »Stigma by Association« aus (siehe etwa PRYOR 2012). Da sich auch dieser nicht zwangloser ins Deutsche übersetzen lässt, bleibe ich beim amerikanischen »Stigma by Courtesy«.

Worum geht es?

Unabhängig davon, welchen Begriff man wählt: Es geht im Kern darum, dass Stigmata das gesamte soziale Umfeld der unmittelbar Betroffenen treffen. Es geht nicht einmal in erster Linie um Stigmatisierung, sondern um das gesamte Bündel der sozialen Auswirkungen einer solchen Erkrankung auf das Familiengefüge und den Familienzusammenhalt. Und dazu gehört die Stigmatisierung der Mitbetroffenen, die im Krankheitsverlauf ganz allmählich Platz greift.

»Als Freunde und Bekannte sich vom erkrankten Familienmitglied zurückzogen, lag es nahe, das als Folge des veränderten Sozialverhaltens des Kranken zu verstehen. Schließlich fiel es auch Eltern und Geschwistern schwer, damit zurechtzukommen. Aber dann wurde sichtbar, dass auch sie mit ähnlichem Verhalten ihrer Freunde und Bekannten konfrontiert wurden, das schließlich die ganze Familie betraf. Die Geschwister wurden in der Schule wegen ihres ›Spinner-Bruders‹ verspottet, verhöhnt und manchmal gemobbt. Die Freunde der Eltern, aber auch deren Geschwister und Vettern und Cousinen ließen immer seltener von sich hören. Sie äußerten zwar Sympathie, zunächst wenigstens. Aber sie wollten nicht mit Einzelheiten der Krankheit und schon gar nicht mit dem unbewältigten Leiden der Mitbetroffenen behelligt werden.« Unvergessen ist dieser Bericht Rose-Marie SEELHORSTS (1984), der nichts an Aktualität verloren hat. Eine Freundin habe ihr, schreibt sie, am Telefon gesagt: »Meldet euch doch mal wieder, wenn es euch besser geht!« Aber es sei nicht besser geworden.

Fast jeder, der verwandtschaftlich oder freundschaftlich mit stigmatisierten Menschen verbunden ist, macht solche oder ähnliche Erfahrungen.

Nicht ganz selten sind Reaktionen der Umgebung mit versteckten Schuldvorwürfen verbunden. Da sind die Fragen nach der Ursache, wie bei Infektionskrankheiten, und nach den Umständen der Ansteckung. Bei psychischen Krankheiten, Suchtstoffabhängigkeit oder straffällig gewordenen Jugendlichen folgt fast unweigerlich die Frage nach dem Familienmilieu, der Eltern-Kind-Beziehung oder dem Verhältnis zwischen den Partnern. Das Ganze verläuft oft klischeehaft nach dem Motto: Einer muss ja schuld sein! Und man wisse ja, meistens sei es die Erziehung. Auf diese Weise kommt zur Vereinsamung noch die Verstärkung von Schuldgefühlen, die die Angehörigen, gelegentlich auch die Freunde, ohnehin haben.

So geraten die Mitbetroffenen in einen fatalen Zirkelkreis: Durch das Leiden des Stigmatisierten sehen sie sich mit erhöhten Anforderungen von konkreten Hilfeleistungen und psychischer Unterstützung konfrontiert. Zugleich müssen sie die veränderte Situation bewältigen. Aber nicht nur das. Ihr soziales Umfeld verändert sich. Manchmal bricht es völlig zusammen, sodass sie mit Rat und Unterstützung von Dritten nicht rechnen können. Dazu kommen versteckte oder offene Schuldvorwürfe. Sie müssen sich vielfachen Herausforderungen stellen, auf die sie durch ihren bisherigen Lebenslauf in keiner Weise vorbereitet sind. Es bleibt ihnen nichts übrig, als zu versuchen, die Stigmatisierung, die sie durch soziale Zuschreibung (»by Courtesy«) erworben haben, nach Kräften zu bewältigen. Sie müssen das in ihrem eigenen Interesse tun, aber auch im Interesse der ursprünglich stigmatisierten Person, mit der sie verbunden sind, damit sie diese – weiterhin – wirksam unterstützen können. Deswegen ist es nützlich, die Dimensionen der Stigmatisierung zu systematisieren, wie die Leipziger sozialpsychiatrische Gruppe um Matthias ANGERMEYER (2003) das getan hat. Sie unterscheidet:

1. die interpersonelle Ebene mit der Erfahrung von Stigma und Diskriminierung in ihren sozialen Beziehungen – dazu gehören die Verminderung ihrer Sozialkontakte, die Zuschreibung von Schuld (und Scham) sowie als Konsequenz das Verstecken der Krankheit;
2. die Auswirkungen des metaphorischen und faktischen Umgangs der Medien mit dem Leiden und den davon Betroffenen sowie der Verbreitung von Stereotypen und Vorurteilen;
3. die strukturelle Diskriminierung infolge der Auswirkungen des Stigmas auf den sozialen Rahmen, auf gesetzliche Regelungen sowie auf die psychiatrische Versorgung (einschließlich der Legitimierung von gesetzlicher Betreuung, Zwangsmaßnahmen einschließlich Zwangsmedikation und anderer Formen des sozialen Zwangs);
4. die Einschränkung des Zugangs zu bestimmten sozialen Rollen und Funktionen.

Alle diese Teilaspekte gelten in erster Linie für die Betroffenen selbst. Sie gelten aber auch für die Mitbetroffenen, wenn auch in abgemilderter Form – zumindest meistens (siehe auch CORRIGAN u. a. 2004, 2006 und 2009; PRYOR u. a. 2012). Wie können diese damit umgehen?

Bewältigungsversuche

Schon Goffman thematisiert verschiedene Möglichkeiten der Stigmabewältigung. So kann eine Form des Umgangs darin bestehen, die Krankheit des Angehörigen oder des Freundes vor der Öffentlichkeit zu *verstecken*, so wie viele Kranke das tun (siehe das Kapitel zu Medien und Öffentlichkeit). Sie können dann ihr soziales Leben fortführen, als sei

nichts geschehen. Dafür zahlen sie aber einen hohen Preis. Die Folge eines solchen Weges ist unweigerlich die Distanzierung vom unmittelbar Betroffenen, weil die Mitbetroffenen dessen verändertes Verhalten nicht verstehen. Bei Freunden und Bekannten führt das häufig zum Abbruch der Beziehung. Bei nahen Angehörigen ist eine Art Doppelleben in zwei verschiedenen emotionalen, miteinander kaum vereinbaren Welten die Folge. Für die Kranken kann das die Situation noch verschärfen, weil sie sich nun auch von der eigenen Familie diskriminiert fühlen.
Aber auch für die Angehörigen führt ein solcher »Bewältigungsversuch« meist zu schweren Belastungen. Nach innen stellen sich unweigerlich Schuldgefühle ein. Nach außen erfordert es große Kraftanstrengungen, so zu tun, als sei alles wie immer. Es gehört nicht viel Fantasie dazu, sich vorzustellen, welche sozialen Verrenkungen notwendig sind. Für manche Angehörige ist es aber schier unerträglich, gegenüber Dritten zu offenbaren, dass es eine »so schreckliche Krankheit« in der eigenen Familie gibt, dass sie diese auf sich nehmen. Hinzu kommt, dass dieser Bewältigungsversuch eine Verarmung des eigenen Beziehungsnetzes zur Folge hat – schon wegen der ständigen Notwendigkeit der Heimlichtuerei. Schließlich berauben sich die Angehörigen, die diesen Weg wählen, der Möglichkeit, sich im Bekanntenkreis Rat und Hilfe zu suchen oder sich auch mal schlicht »auszuheulen«.
Ein anderer wenig tauglicher Versuch der Stigmabewältigung besteht in der *Verleugnung der Krankheit* bzw. der »Normalisierung« der Situation in der Familie. Es werden alternative Erklärungsmodelle für das Verhalten des Kranken gesucht: Schwierigkeiten am Arbeitsplatz, Erschöpfung, Liebeskummer, eine versteckte körperliche Krankheit oder vieles andere mehr. Wenn sich die Krankheit langsam entwickelt hat, mögen solche Erklärungsmodelle nach innen plausibel erscheinen. Nach außen verschärfen sie die Stigmatisierungsfolgen durch die Ausgrenzung der gesamten Familie.

Verhalten in Krisen und Selbsthilfe

Für die Betroffenen bedeutet die Ausgrenzung zusätzlichen Schmerz und meist auch Ratlosigkeit. Wie sollen sie sich verhalten? Was können sie tun, um diese für sie unerwartete Entwicklung der Ausgrenzung aufzuhalten oder wenigstens zu mildern? Zunächst einmal müssen sie versuchen, ihre Situation zu verstehen. Ohne Rat und Hilfe von Dritten ist das schwierig: Wenn ein Mensch, oder eine ganze Familie, von einer Krise betroffen ist, verlaufen die Bewältigungsversuche mehr oder weniger regelhaft. Zunächst herrscht *Fassungslosigkeit*. Danach folgt oft eine Phase der *Verleugnung*; danach eine Phase der *depressiven Resignation* und schließlich das Stadium der *offenen rationalen Auseinandersetzung* mit dem Problem, die Analyse und das Abtasten und Ausprobieren von ersten Schritten der konstruktiven Bewältigung.

Das alles kann nicht von heute auf morgen geschehen. Dazu braucht man Zeit. Das gilt für den unmittelbar Betroffenen ebenso wie für seine Angehörigen und die nähere soziale Umgebung. Voraussetzung dafür ist die Bereitschaft, miteinander zu reden. Dabei ist es wenig hilfreich, wenn die Beteiligten einander Vorwürfe machen oder gar einander Schuld zuweisen. Aber Schuldvorwürfe und Störungen der Kommunikation gehören dazu. Es kommt nicht darauf an, sie um jeden Preis zu vermeiden. Viel wichtiger ist es, im Gespräch zu bleiben und nicht rechthaberisch auf der eigenen Position zu beharren.

Dabei aber braucht man Hilfe. Im herkömmlichen Behandlungsrahmen besteht ein Ungleichgewicht: Die Kranken haben ihre Therapeuten; die Angehörigen sind allein, sofern sie keine verlässlichen Freunde haben. Aber so wie psychisch Kranke oft genauso viel von ihren Mitpatienten lernen wie von ihren professionellen Begleitern, können Angehörige von anderen Angehörigen lernen, indem sie ihre Erfahrungen austauschen. Da es sich leider meistens um Krankheiten handelt, die lange Zeit andauern – und oft von dauerhafter Stigmatisierung belastet sind –, ist die Begegnung in Selbsthilfevereinigungen und -gruppen ein wichtiger Teil des Ringens um Wiederherstellung, soziale Integration und Teilhabe am gesellschaftlichen Leben. Noch wichtiger aber ist sie für die Überwindung der schädlichen Auswirkungen der Stigmatisierung. Im Austausch mit anderen Betroffenen wird besonders deutlich, wie infam, wie ungerecht und wie verletzend sie ist; und im Austausch ist es am leichtesten, Wege zu finden, um die eigene, im Sinne Goffmans »beschädigte Identität« zu reparieren.

Ein weiterer Weg der Bewältigung des Stigmas »by Courtesy« besteht darin, sich zum *Fürsprecher der primär Stigmatisierten* zu machen. Dazu gehört das Engagement in Angehörigenvereinigungen, die sich

zum Ziel setzen, das Schicksal der Kranken (oder anderweitig Stigmatisierter) zu verbessern. Dazu gehört der Versuch der Einflussnahme auf die Öffentlichkeit und die Medien, die Kontaktaufnahme zu Behandlungs- und Betreuungsorganisationen oder durch politisches Lobbying. Das kann so weit gehen, dass einzelne sekundär Stigmatisierte ihre Rolle gleichsam professionalisieren. Im Hinblick auf das Ziel, die eigene beschädigte Identität wiederherzustellen, kann das eine optimale Entwicklung darstellen. Für die Betroffenen kann das allerdings mit einem gewissen Unbehagen verbunden sein. Sie fühlen sich leicht instrumentalisiert, als Mittel zum Zweck der Profilierung anderer.
Insbesondere seit es Betroffenenorganisationen gibt, kommt es häufiger als nur gelegentlich zu Spannungen, weil diese sich durch ihre Fürsprecher nicht verstanden oder nicht richtig vertreten fühlen. Das gilt im Übrigen gelegentlich auch für die Kranken, für die sie sich engagieren. Sie fühlen sich missverstanden, manchmal gegängelt und – das ist das Wichtigste – durch das Engagement ihrer Eltern erneut ausgeschlossen. Dadurch kann es zu einer Distanzierung kommen, die kontraproduktiv wird. Aber man sollte nicht vorschnell urteilen. All das kann auch dazu beitragen, dass Angehörige lernen, in dem Bemühen, ihr sekundäres Stigma zu überwinden, gelassener mit dem kranken Familienmitglied umzugehen und die Klippen der Überfürsorglichkeit besser zu umschiffen.

Die psychiatrisch Tätigen

In der Galerie der sekundär Stigmatisierten fehlen bislang die psychiatrisch Tätigen: die Ärzte, Krankenschwestern, Psychologen, Sozialarbeiter und viele andere Berufsgruppen, die sich um psychisch Kranke kümmern, sie behandeln und betreuen. Seit Langem ist bekannt, dass diese sich von ihren Berufskollegen und der Gesellschaft abwertend behandelt fühlen. Ich erinnere mich an die entsetzte Frage eines Kollegen aus der Chirurgie, als ich ihm einst meine beruflichen Pläne berichtet hatte: »Oje, du bist doch ein ganz vernünftiger Mensch! Was willst du denn bei den Deppen?«
Solche Vorurteile sind verbreitet, auch heute noch. Sie schlagen sich darin nieder, dass es heißt, Psychologen oder Psychiater ergriffen ih-

ren Beruf, weil sie ihre eigenen Probleme bewältigen wollten – oder schlimmer: weil sie selbst »spinnen« würden. Das ist ja auch nicht ganz falsch. Aber niemand fragt, wie viele Chirurgen ihren Beruf ergreifen, weil sie bestimmte Persönlichkeitseigenschaften haben, die sie dort ausleben können – ein bösartiger Kommentar aus dem Medizinertratsch: Das passe zu ihrer Metzgermentalität! Davon distanziere ich mich natürlich nachdrücklich. Aber der Fantasie sind Tür und Tor geöffnet, nicht nur gegenüber Angehörigen von Medizinberufen, sondern auch gegenüber Bankern, Polizisten, Angehörigen des Strafvollzuges oder Lehrern.

Die meisten Angehörigen jener Berufsgruppen gehen mit der sekundären Stigmatisierung gelassen um, weil sie wissen, dass es sich um eine Art Übertragung handelt, gegen die sie wenig tun können. Andere empören sich; wieder andere weichen aus, zum Beispiel indem sie sich nicht »Psychiater« nennen, sondern »Psychotherapeuten«: Schon steigen sie in der Skala des sozialen Ansehens steil nach oben. Sie unterscheiden sich darin im Übrigen nicht von ihren Patientinnen und Patienten. Das in Deutschland existierende Zweiklassensystem von psychiatrischen und psychotherapeutischen Einrichtungen macht das möglich. Viele psychiatrisch Tätige haben begriffen, dass sie das sekundäre Stigma nur mildern können, wenn sich die Situation der ihnen anvertrauten Kranken verbessert – und zwar die tatsächliche Behandlung und Betreuungssituation ebenso wie ihr Bild in der Öffentlichkeit. Nicht wenige engagieren sich dafür. Darauf werde ich in späteren Kapiteln zurückkommen.

Zum Schluss sei noch auf einen heiklen Weg des Umgangs mit dem sekundären Stigma hingewiesen: die Distanzierung von den Kranken. Dieses Prinzip hat in der früheren Anstaltspsychiatrie eine große Rolle gespielt: Die »Herren der Klinik« herrschten über die Kranken; sie bewahrten die Gesellschaft von ihrer »Gefährlichkeit« und führten oft ein Leben nach Gutsherrenart – die Beispiele dafür sind Legion. Diese Art des Umgangs, die Goffman in *Asyle* behandelt, ist heute, außer in krassen Missbrauchsfällen, überwunden.

Aber es gibt ein anderes ganz reales Problem: Psychiater, die sich um Psychosekranke kümmern und sich für sie engagieren, begegnen in ihrem Berufsleben zu 90 Prozent Kranken mit einem ungünstigen Krankheitsverlauf; diejenigen, denen es nach einer ersten psychotischen Episode auf Dauer gut geht, sehen sie nie wieder. Sie sehen diejenigen, die immer wiederkommen, die die Rückkehr in ihr früheres soziales Leben nicht schaffen, die von Angehörigen, in Wohngemeinschaften oder in Heimen betreut werden, und diejenigen, die ihre sozialen Wurzeln ganz verlieren. Sie haben also zwangsläufig ein Bild von den Patientinnen und Patienten, das der ganzen Wirklichkeit der Krankheit nicht entspricht: ein negatives Bild, das sich auch in ihren Urteilen über die Kranken und die Krankheit niederschlägt – zwangsläufig! Und darin liegt eine Gefahr: dass sie nämlich, ohne es zu wollen, zu bestimmten Vorurteilen beitragen (siehe SARTORIUS 2001; NORDT/RÖSSLER 2006).

»Selbststigmatisierung«: bei psychischer Krankheit ein tauglicher Begriff?

»Selbststigmatisierung« – ein Begriff macht Karriere. Bei den Suchmaschinen im Internet (2013) finden sich 15 Millionen Hinweise auf ihn; dabei ist er noch recht neu – allemal in der psychiatrischen Diskussion. Die österreichische Psychologin Lena FREIMÜLLER (2012) beispielsweise weist in ihrem Manual zur »Antistigma-Kompetenz« darauf hin, dass er in der wichtigen Grundsatzarbeit von Bruce G. LINK und Jo PHELAN (2001) – noch – nicht vorkommt. Auch in der ebenso wichtigen Übersichtsarbeit von Matthias ANGERMEYER über das *Stigma psychischer Krankheit aus der Sicht der Patienten* (2003) spielt er keine Rolle – obwohl Angermeyer den Auswirkungen der Stigmatisierung auf die subjektive Lebensqualität, die emotionale Befindlichkeit, das Selbstwertgefühl und das Hilfesuchverhalten der Patientinnen und Patienten ausführlich auf den Grund geht.

Eine Literaturrecherche wird erstmals 1997 fündig – und zwar in einer Internetzeitung von Psychiatrie-Erfahrenen (SPENNATO 1997). Die erste (psychiatrische) Fachpublikation, die ich dazu gefunden habe, erschien 1998 (CORRIGAN). Ab 2002 häufen sich die Veröffentlichungen zum Thema, die meisten aus der Gruppe um Patrick Corrigan. Der Lehrbuchbeitrag von Nikolaus RÜSCH und Matthias BERGER (2012) unterstreicht die fortdauernde Aktualität des Begriffs und des dazugehörigen Phänomens.

Eine neuseeländische Gruppe (PETERSON u.a. 2008) bringt ein zentrales Problem der dazugehörigen Forschungen auf den Punkt: Es gebe – zahlreiche – unterschiedliche Definitionen von »Selbststigmatisierung«. Das hat meines Erachtens damit zu tun, dass der Begriff aus der Soziologie übernommen und gleichzeitig einem Bedeutungswandel unterzogen worden ist. Das kann nur gut gehen, wenn die Soziologen und die Psychiater für sich bleiben, aber damit ist kaum zu rechnen. Ich werde mich deshalb zuerst dem soziologischen Konzept der Selbststigmatisierung befassen, bevor ich mich der Psychiatrie zuwende.

Zur Soziologie der Selbststigmatisierung

»Selbststigmatisierung« ist ein Kunstwort, schreibt der Soziologe Wolfgang Lipp (1985, 2010): Er nimmt für sich in Anspruch, den Begriff 1975 geprägt zu haben. Für ihn ist Selbststigmatisierung, wie die Sprachlogik das nahelegt, ein aktiver Prozess, der von der Interaktion zwischen den Stigmatisierenden und den Selbststigmatisierern lebt. Er schreibt (1975):

» Personen, die aus ideologischem Fanatismus ihre Angehörigen denunzieren, Stadtpartisanen, die Anlass geben, auf Fahndungslisten geführt zu werden, oder der Student, der sich auf dem Wenzelsplatz verbrennt, wollen mit dem Schaden, den sie ihrer Familie, ihrer Gruppe und sich selbst zufügen, nicht eigene, individuelle Makel exkulpieren, sondern auf die ›Vergehen‹, die ›Schuld‹ der Gesellschaft verweisen. Indem sie diese, die Generalschuld, bis hin zur Konsequenz des Todes auf sich laden, kehren sie sie gleichsam um und heben sie – in höchst gesteigertem Anspruch – am Ende auf. Schon Jesus war in diesem Sinne nicht ›Opfer der Justiz‹, sondern Opfer seiner selbst; er selbst war es, der sich Wunden und Stiche, der sich das Stigma des Todes einhauen ließ; indem er starb, hat er nicht sich, sondern die Justiz, die Mächte dieser Welt ›kriminalisiert‹. Das Kreuz, das er auf sich nahm, sollte die Welt – Selbststigmatisierung erreicht hier den Gipfel – am Ende von Schuld überhaupt erlösen « (ebd., S. 13).

Auf diese Weise wird die Selbststigmatisierung zu einem manipulativen Instrument der Schwächeren gegenüber einer übermächtigen Gesellschaft. Lipp unterscheidet verschiedene Gruppen von Selbststigmatisierern: *Exhibitionisten, Provokateure, Asketen und Ekstatiker.*

Die *Exhibitionisten* unter den Selbststigmatisierern sind danach Menschen, die Mängel, die ihnen körperlich anhaften oder gesellschaftlich zugeschrieben werden, »ostentativ nach außen kehren – und in diesem Sinne vergrößern« und »kritisch distanziert umwerten«. »Defekte werden in dem Maße, in dem Individuen sie offenlegen, zum Persönlichkeitsmaßstab und Ziel von Identität erhoben; in ihrer neuen, zum Ausgangsstigma gegenläufigen Bedeutung dargestellt, erscheinen sie als Merkmale, die aufzuweisen die Individuen als Anrecht geltend machen« (ebd., S. 9–11).

Provokateure sind – aus Lipps Sicht von 1975 – beispielsweise »Gammler«; Homosexuelle, die sich outen; Frauen, die bekennen, sie hätten abgetrieben; oder Angehörige von Widerstandsbewegungen wie Black Power (und viele andere mehr), die ihre Rechte einfordern. Provokateure fordern danach die Gesellschaft heraus, indem sie durch Instrumentalisierung ihrer eigenen – durch Stigmatisierung beschädigten – Identität die Identität der Gesellschaft schlechthin infrage stellen und versuchen, diese »insgesamt aus den Angeln zu heben« (ebd., S. 9 f.)

Die *Askese* als Form der Selbststigmatisierung ist danach lediglich eine Variante der Provokation. »Asketen trinken nicht; sie sind Vegetarier; sie leben zölibatär« – und das alles freiwillig. Bemerkenswert sind die Personen, die Lipp als Beispiele nennt: Franz von Assisi, Savonarola, Robbespierre, Gandhi und Karl Marx. Aufgrund ihrer adeligen bzw. bürgerlichen Herkunft seien sie allerdings zugleich Provokateure gewesen (ebd., S. 10 f.).

Ekstatische Selbststigmatisierer schließlich seien Menschen, die gesellschaftliche Schuld thematisieren, diese aber nicht auf Individuen, sondern auf die Gesellschaft beziehen: »Flagellanten etwa, die sich blutig Peitschen; Märtyrer, die sich niedermachen lassen; Kritizisten, die sich und die Welt, die sie diskreditieren, erniedrigen und einer Gegenmoral unterwerfen, begeben sich – und offensichtlich massiv – in Schuldzusammenhänge: Die Übel, auf die sie weisen, werden ihnen selbst verübelt. Sie werden mit ihnen exekutiert« (ebd., S. 12 f.). Als Beispiele nennt Lipp etwa Giordano Bruno, Jan Palach, den sächsischen Pfarrer Oskar Brüsewitz und Christus, der sich aber auch als Provokateur einordnen ließe.

Folgt man Lipp, ist Selbststigmatisierung eine aktive Auseinandersetzung mit gesellschaftlichen und moralischen Normen, die man ablehnt und mit den Mitteln der Umkehrung von Stigmatisierung aus den Angeln zu heben versucht – gleichsam indem man aus dem Stigma eine Waffe macht. Man muss den Kontext der sechziger und siebziger Jahre des vergangenen Jahrhunderts bedenken, um solche Überlegungen nachzuvollziehen. Aus heutiger Sicht sind sie nur schwer zu begreifen. In der 68er Bewegung war der Selbststigmatisierer im Sinne Lipps David, der Gerechte, der gegen Goliath, den Heuchler, als Vertreter der verkrusteten bürgerlichen Gesellschaft obsiegen konnte – zumindest moralisch. Mit anderen Worten: Es handelte sich um eine starke Persönlichkeit, keinesfalls um ein Opfer. Er zog, wie Christus, die Schuld

der Welt auf sich, um sie von Sünde zu befreien oder um ihr die Maske der Selbstgerechtigkeit abzureißen. Der Selbststigmatisierer nutzt das Stigma, um die Stigmatisierer zu manipulieren. Selbst der Hypochonder und der Querulant, die bis zu einem gewissen Grad zwanghaft handeln, tun das, so gut es ihnen möglich ist. Die Selbststigmatisierung ist letzten Endes ein aktiver sozialer Prozess, der die Identität der Handelnden verändert, sei sie nun beschädigt oder nicht.
Wolfgang LIPP führt seine Überlegungen zur Selbststigmatisierung in späteren Veröffentlichungen fort und differenziert sie zuletzt in einem Buch über *Stigma und Charisma* (2010). Der hier vorliegende Text stützt sich vor allem auf die ursprüngliche Arbeit aus dem Jahre 1975. Diese ist im Hinblick auf Selbststigmatisierung die dichteste. Hier ist nicht der Ort für eine kritische Auseinandersetzung. Für unsere Zwecke wichtig ist die überzeugende Darstellung der Selbstdarstellung als aktiver, interaktiver Prozess. Das scheint den psychiatrischen Autorinnen und Autoren, die den Begriff seit Ende der neunziger Jahre übernommen haben, völlig entgangen zu sein. Daraus erwächst ein massives Verständigungsproblem zwischen Soziologen und Psychiatern, das ungünstigenfalls zu allgemeiner Verwirrung führt.

Zur Bedeutung von Selbststigmatisierung in der Psychiatrie

Ungeachtet der Feststellung der neuseeländischen Gruppe um Debbie PETERSON (2008), dass die Selbststigmatisierung im psychiatrischen Diskurs von verschiedenen Autoren unterschiedlich definiert werde, lege ich mich im Folgenden auf die Definition der Gruppe um Patrick CORRIGAN (etwa 2009) fest. Diese scheint sich in der aktuellen psychiatrischen Literatur durchzusetzen. Nikolaus RÜSCH und Matthias BERGER (2012) haben sie für den deutschsprachigen Raum zum Lehrbuchwissen erhoben. Sie resümieren: »Selbststigmatisierung entsteht, wenn Mitglieder einer stigmatisierten Gruppe die Stereotypen über sich selbst kennen, ihnen zustimmen und sie gegen sich wenden, sodass Selbstvorurteile und Selbstdiskriminierung entstehen« (ebd., S. 952). Und: »Aus dem Selbstvorurteil ›Das stimmt. Ich bin schwach und unfähig, für mich zu sorgen, weil ich psychisch krank bin‹ folgen häufig [...] erniedrigtes Selbstwertgefühl sowie Scham über die eigene Erkrankung [...]. So wagen selbststigmatisierende Patienten oft auch nach ausgeheilter Erkrankung nicht, sich um Arbeit, eigenständige Wohnmöglichkeit, gesellschaftliche Kontakte oder Partnerschaften zu bemühen. Das Nichterreichen dieser Ziele liegt daher oft weniger an der psychischen Erkrankung selbst als an der Selbststigmatisierung« (ebd.).

Diese Beschreibung folgt aus der direkten Übernahme der Begrifflichkeit von Patrick CORRIGAN u. a. (2009): Ein »Selbststigma« entstehe durch Wahrnehmung und Bewusstsein der Vorurteile (»awareness«) durch die Betroffenen, Übereinstimmung damit (»agreement«) und Übertragung auf sich selbst (»application«). Bemerkenswert ist bei Rüsch und Berger wie bei Corrigan die grundsätzliche Aufspaltung von Stigmatisierung in zwei Kategorien, das öffentliche und das »private« Stigma, die Selbststigmatisierung. Die Autoren verfolgen damit ein konkretes Ziel. Sie weisen die Bekämpfung des »Public Stigma« den allgemeinen »Entstigmatisierungsprogrammen« zu, die des »Self-Stigma« der Psychiatrie: »Während die Bewusstmachung und Beseitigung öffentlicher Stigmatisierung und struktureller Diskriminierung eine gesamtgesellschaftliche Aufgabe darstellen, ist die Selbststigmatisierung ein Problemfeld, mit dem Psychiater und Psychotherapeuten unmittelbar in ihrer Arbeit konfrontiert sind und das häufig in die Behandlung einbezogen werden muss« (RÜSCH/BERGER 2012, S. 952).

Bemerkenswert dabei ist nicht so sehr die Eröffnung und Besetzung eines neuen Therapiefeldes – ähnlich meines Begriffs der »zweiten Krankheit« –, sondern die analytische und praktische Trennung von Dingen, die zusammengehören: ohne »öffentliche« Stigmatisierung gäbe es keine persönliche und schon gar keine Selbststigmatisierung. Ein solches Vorgehen ist eine eklatante Missachtung (oder Verleugnung?) der übergeordneten sozialen Zusammenhänge. Es blendet einen entscheidenden soziologischen Aspekt der Entstehung von Stigmafolgen bei den Betroffenen aus: Psychische Krankheiten manifestieren sich in der Regel gegen Ende des zweiten Lebensjahrzehnts oder danach. Bis dahin sind die späteren Kranken voll integrierte Mitglieder der Gesellschaft. Sie teilen deren Werte und Vorurteile. Sie finden Dinge, die andere tun, gut oder schlecht. Sie diskriminieren Menschen, die aus ihrer Sicht geltende Werte und Normen nicht einhalten oder gar verletzen. Wenn sie im Verlauf ihrer Erkrankung wahrnehmen müssen, dass sie selbst jetzt zu jenen Menschen gehören, denen ihre Vorurteile gegolten haben, die sie diskriminiert und abgewertet haben, geraten sie in eine emotionale und kognitive Falle. Diese Zusammenhänge werden von Andreas Knuf (2004) in seinem Aufsatz *Das Stigma auf der Innenseite der Stirn* überzeugend dargestellt.

Die Krankheit gestattet den Betroffenen meist nicht, die eigene Situation zu reflektieren und sich gegen die Vorurteile der anderen gegen sie zu wehren. Sie teilen ja die Werte der anderen. Und es bedarf komplexer intellektueller und psychologischer Prozesse, sich in der neuen Situation davon abzusetzen und eine neue Identität aufzubauen. Ihre Krankheit lässt ihnen zumindest in der Anfangszeit auch nicht die Kraft, nach einem neuen Weg zu suchen. Insofern brauchen sie Hilfe – da haben Rüsch und Berger sowie Corrigan recht. Das Stigma wird gleichsam zur zweiten Krankheit. Aber der Weg dieser Autoren dahin greift zu kurz, weil sie die sozialen Zusammenhänge nicht ausreichend berücksichtigen. Mit anderen Worten: Am Anfang aller Hilfen zur Stigmabewältigung hat die Bewusstmachung des zentralen Dilemmas der Kranken zu stehen, dass *deren Wertesystem aus gesunden Tagen sich gegen sie selbst kehrt*. Wenn das nicht geschieht, wird die Resignation unausweichlich, von der psychisch Kranke immer wieder berichten und die sich in dem »Why-try-Phänomen« niederschlägt, worüber Corrigan (2009) schreibt: »Warum überhaupt soll ich es versuchen? Es hat ja alles doch keinen Zweck!«

Dabei steht den Autoren der Begriff der Selbststigmatisierung ebenso im Wege wie die Bezeichnung stigmatisierter Kranker als »sich selbst stigmatisierende Patienten«. Nach der Sprachlogik bezeichnen die gewählten Wortendungen aktive Prozesse im Sinne von Wolfgang Lipp: Die Kranken stigmatisieren sich selbst. Sind sie also auch selbst *schuld* an ihrem Elend? Genau dies meinen die Autoren *nicht*. Wenn das also so ist, dann kann das nur bedeuten, dass sie einen untauglichen Begriff gewählt haben. Dabei ist bemerkenswert, dass die angelsächsischen Autoren in diesem Zusammenhang von »Self-Stigma« und nicht von »Self-Stigmatization« reden. Damit ist die Gefahr der Schuldzuweisung an die Betroffenen geringer, obwohl die englische Sozialwissenschaftlerin Liz Sayce (1998, 2000) das schon im Hinblick auf die Verwendung des Stigmabegriffs anders sieht.

Unterschiede zwischen Stigma und Selbststigma?

Eine entscheidende Frage wird von den Vertretern der Selbststigmatisierungstheorie in der Psychiatrie nicht gestellt: Wie unterscheiden sich Selbststigmatisierung und Stigmatisierung? Ich behaupte: Es gibt keinen Unterschied – es sei denn, man unterstellt einen aktiven Anteil der betroffenen Kranken an ihrer Stigmatisierung. Patrick Corrigans Definitionskriterien reichen dafür nicht aus. In der frühesten mir bekannten Erwähnung der Selbststigmatisierung in psychiatrischem Zusammenhang berichtet der psychiatrieerfahrene Michael SPENNATO (1997) zwar, er habe im Verlaufe seiner Erkrankung festgestellt, dass er sich selbst stigmatisiere. Er fügt aber hinzu, dies sei aufgrund seiner Sozialisation in gesunden Zeiten geschehen, um dann fortzufahren, Selbststigmatisierung sei Stigma in seiner destruktivsten Ausprägung, weil sich dabei das Selbst gegen das Selbst wende. Sie sei die Folge jahrelanger Demoralisierung (durch wen?). Ihre Überwindung setze einen starken Willen und die Unterstützung durch andere Betroffene, durch Selbsthilfegruppen, durch die Mitarbeiter psychiatrischer Dienste, die Familie und eine positive Umgebung voraus.

Die neuseeländische Gruppe um Debbie PETERSON (2008) bringt zahlreiche Beispiele dafür, was »Selbststigma« bei den Betroffenen anrichte:

Sie hätten das Gefühl, nicht normal zu sein. Sie zögen sich zurück, seien isoliert, einsam und verletzlich. Sie seien ohne Hoffnung. Sie fühlten sich nutzlos. Sie seien überzeugt, es werde ihnen nie besser gehen. Sie fühlten sich ausgeschlossen. Sie hätten ein miserables Selbstwertgefühl. Sie seien es nicht wert, von anderen geachtet zu werden. Sie seien eine Bürde für andere Menschen. Sie akzeptierten die Diskriminierung durch andere und fürchteten sie zugleich. Sie hielten Vorurteile gegenüber psychisch Kranken für gerechtfertigt, wenn sie sich gegen sie selbst richteten. Sie fühlten sich von ihrer Familie fallen gelassen; oder sie zögen sich selbst aus der Familie zurück. Sie seien von Selbstzweifeln geplagt. Sie gaben sich selbst die Schuld an ihrer Situation. Sie fühlten sich als Versager oder als Schwächlinge. Sie hätten ihr Gesicht gegenüber anderen verloren. Sie empfanden Scham und Schuld. Sie seien sonnig und verzweifelt zugleich (ebd., S. 31–36).

Sind das nun Merkmale von Selbststigmatisierung oder von Stigmatisierung? Wenn es so ist, dass diese Merkmale sich zwanglos als Stigmafolgen einordnen lassen, ist der Begriff der *Selbst*stigmatisierung in diesem Zusammenhang überflüssig. Er stiftet nur Verwirrung.

Selbststigmatisierer oder Stigmaopfer?

Nach Erving Goffman beschädigt das Stigma die Identität der Betroffenen. Das gilt für das Stigma psychische Krankheit in besonderer Weise. Ich fasse die Entwicklung dorthin noch einmal zusammen: Das spätere Stigmaopfer durchläuft in seiner Krankheitskarriere unterschiedliche Phasen. Von entscheidender Bedeutung ist, dass es bis zu seiner Erkrankung in der Regel ein voll integriertes Mitglied der Gesellschaft ist, in der es lebt. Es teilt die Werte seiner Mitmenschen. Es hat ähnliche Vorlieben und Abneigungen wie alle anderen auch. Und es teilt ihre Vorurteile. Mit seiner Erkrankung ändert sich oft auch seine Weltwahrnehmung, insbesondere die seiner sozialen Umgebung. Umgekehrt erlebt diese eine Entfremdung von ihm. Die betroffene Person ist nicht mehr wie früher. Es gibt Schwierigkeiten im Umgang mit ihr. Viele ziehen sich von ihr zurück. Man isoliert sie. Oft kommt man damit Rückzugstendenzen von ihrer Seite entgegen.

Irgendwann folgen dann ein Klinikaufenthalt und eine Diagnose, die die aufgetretenen Veränderungen mehr oder weniger erklären – aber nur begrenzt im rationalen Sinne: Es ist die Diagnose einer »verrufenen« Krankheit, die nur schwer zu verstehen ist, dafür aber ein ganzes Bündel von vagen Vorstellungen und Vorurteilen aktualisiert, von denen einige schwerwiegend sind, insbesondere jene von der Unberechenbarkeit und der potenziellen Gefährlichkeit. Dazu kommt der Unheilbarkeitsmythos, der verhindert, dass man die Veränderungen des Kranken als vorübergehend betrachtet. Schließlich führt die Entwicklung zum Ausschluss aus gemeinschaftlichen Unternehmungen und zur Diskriminierung in vielfältigen sozialen Belangen.

Der Betroffene selbst weiß zunächst nicht, wie ihm geschieht. In der Anfangsphase seiner Erkrankung fehlen ihm krankheitsbedingt oft die kognitiven Fähigkeiten, zu begreifen, was mit ihm los ist. Er wehrt sich regelhaft gegen die Diagnose. Am Ende aber gibt es keinen Weg mehr an der Erkenntnis vorbei, dass in seiner subjektiven und in seiner sozialen Welt nichts mehr so ist, wie es war. Beim Versuch, seine Situation zu bewältigen, wird er unweigerlich mit dem Bild der anderen von ihm und ihrem Verhalten ihm gegenüber konfrontiert. Und spätestens dann aktualisieren sich auch seine Werte, Vorstellungen und Vorurteile aus der Zeit vor der Erkrankung. Es bleibt ihm gar nichts anderes übrig, als das Bild der anderen von ihm wahrzunehmen und zu teilen, da die Vorurteile der anderen ihm gegenüber im Grunde auch seine eigenen sind.

Die Übereinstimmung der eigenen Vorurteile mit den fremden bringt den Erkrankten in ein Dilemma: Er ist in seiner Selbstwahrnehmung wirklich so, wie die anderen ihn sehen. Diese Erkenntnis wird zur schweren Belastung. Sie beschäftigt seine Identität. Sie wird zum Stigma. Sie verstärkt die Hoffnungslosigkeit und die Resignation, die die Krankheit ohnehin mit sich bringt. Der Kranke erlebt die sozialen Folgen der Stigmatisierung und kann sich nicht dagegen wehren, weil er sie im Innersten als »gerecht« oder angemessen betrachtet. Damit wird das Stigma nun in der Tat zu einer zweiten Krankheit, zu deren Bewältigung der Betroffene Hilfe benötigt. Was zu tun ist, wird Thema eines späteren Kapitels sein. An dieser Stelle sei betont, dass der Stigmatisierte Opfer einer sozialen Gesetzmäßigkeit ist, gegen die er sich auch wegen seiner Krankheit kaum wehren kann. Auf keinen Fall aber trägt er in irgendeiner Weise aktiv dazu bei, dass dies alles mit ihm geschieht. Er ist kein Manipulator und auch kein Aktivist im Sinne der Theoretiker der Selbststigmatisierung. Deswegen wird der Begriff bezogen auf schwer kranke Stigmatisierungsopfer schnell zum neuerlichen Mittel der Diskriminierung.

Es mag sein, dass der Stigmatisierte nur in der akuten Phase seiner Erkrankung völlig wehrlos ist. Das ändert aber nichts daran, dass die Stigmatisierung ohne sein Zutun geschehen ist. Wenn er im Laufe seiner Wiederherstellung nach Wegen sucht, dieser zu begegnen und sie abzuwehren, hat das nichts mit Selbststigmatisierung im Vorfeld zu tun. Das gilt im Übrigen auch für Kranke und Angehörige, die sich mit dem Stigma auseinandersetzen, indem sie sich in Betroffenen- und Selbsthilfegruppen organisieren. Es mag schon sein, dass die Professionalisierung eines solchen Einsatzes gelegentlich Probleme aufwirft, aber wenn ein primär Stigmatisierter sich zugunsten seiner Leidensgenossen engagiert, ist das etwas anderes als das Phänomen, das Lipp beschreibt: dass nämlich jemand, der primär nicht ausgeschlossen und nicht krank ist, sich aus ideologischen oder politischen Gründen aktiv in die Rolle des Stigmatisierten begibt, um seine Ziele zu erreichen. Allerdings gibt es Konstellationen, in denen wiederhergestellte psychisch Kranke oder Angehörige ihre Situation instrumentalisieren, um eine neue Identität für sich herzustellen. Das gilt zum Beispiel für manche Psychiatrie-Erfahrene und für manche Funktionäre von Angehörigenorganisationen. Im Hinblick auf diese greift dann in der Tat das von Lipp formulierte Kategoriensystem der Selbststigmatisierung. Ich werde im Kapitel über die zweite Krankheit darauf zurückkommen.

»Lohnt es sich denn, damit zu leben?«

»Schizophrenie – lohnt es sich eigentlich, damit noch zu leben?«, fragte mich einmal eine bekannte Journalistin, nachdem sie mir kurz zuvor von einem eigenen Aufenthalt in einer psychiatrischen Klinik berichtet hatte. Auf die Diagnose »Psychose« hatte sie mit der trockenen Feststellung reagiert, das sei doch nicht so schlimm. Ohne es zu wissen, brachte sie damit das Dilemma der Schizophreniekranken auf den Punkt: Es ist nicht die Krankheit, die sie und ihr Leben entwertet. Es sind die Vorstellungen, die Gesunde und Kranke damit verbinden, die sie stigmatisieren. Besonders erschreckend – aber möglicherweise bezeichnend – ist in diesem Zusammenhang die Rechtfertigung eines Arztes (Präventivmediziner) und ehemaligen Präsidenten der Schweizer Sterbehilfeorganisation Exit, als er nach dem gescheiterten Versuch, eine dreißigjährige depressive Frau in den Suizid zu begleiten, unter Druck geriet: Es handle sich bei der Depression um »›eine sang- und klanglose zu Verblödung‹ führende Jugendschizophrenie« (Willmann 1999).
Solche Äußerungen sind skandalös. Aber leider muss man psychisch Kranke nicht für schizophren erklären, um sie am Sinn ihres Lebens zweifeln zu lassen. Alle Menschen mit schweren psychischen Erkrankungen leiden und zweifeln und sind immer wieder am Rande der Hoffnungslosigkeit. Dabei ist es nicht nur die Krankheit selbst mit ihren Symptomen, die sie in die Enge treibt. Es ist die Angst vor den sozialen Konsequenzen, vor dem Berufsverlust oder dem Verlust der gesellschaftlichen Stellung, die ihnen ihre Situation hoffnungslos erscheinen lässt. Ich habe die Frage, ob das Leben noch lebenswert sei, vor einigen Jahren anlässlich des Suizids eines sehr bekannten depressiven Sportlers gestellt. Dabei bin ich zum einen der allgemeinen Frage nachgegangen, warum psychisch Kranke sich das Leben nehmen (Finzen 2009 b, 2013), zum anderen den Risken des Verheimlichens der Krankheit, wenn man doch in Wahrheit dringend mitmenschlicher Hilfe bedarf.
Lohnt es sich denn, damit noch zu leben? Kann man sich vorstellen, dass dies die erste Frage ist, wenn jemand körperlich schwer erkrankt? Es gibt schwere Erkrankungen, bei denen das Schicksal über lange Zeit

ungewiss ist, bei denen es gleichsam auf Messers Schneide steht. Aber selbst wenn Gewissheit besteht, dass sie zum Tode führen wird, ist es gesellschaftliche Norm, dass die Kranken die Auseinandersetzung mit der Krankheit aufnehmen, dass sie um ihr Leben »kämpfen«. Und Medizin und Gesellschaft tun sehr viel, um die Qualität ihres Lebens zu verbessern und zu sichern.

Viele körperliche Krankheiten – von Jahrzehnt zu Jahrzehnt werden es mehr – haben einen langwierigen Verlauf, sind mit Einschränkungen und mit Behinderungen verbunden: Die Zuckerkrankheit, die Polyarthritis, Herz-Kreislauf-Erkrankungen sind nur einige davon. Auch hier ist die gesellschaftliche Erwartung, dass die Betroffenen lernen, mit Krankheit und Behinderung zu leben. Die Frage, ob dies denn lohne, gilt in diesem Zusammenhang als unpassend, wenn nicht gar als unmoralisch – auch wenn selbsternannte Sterbehilfevereinigungen in manchen Ländern einen anderen Eindruck erwecken.

Bei der Schizophrenie ist das anders. Und das hängt mit jenen von Susan SONTAG herausgearbeiteten Zuschreibungen zusammen, die ich weiter vorne dargelegt habe und die sich in zwei Sätzen verdichten lassen:

1. »Es scheint so, als brauchten alle Gesellschaften eine Krankheit, die sie mit dem Bösen identifizieren und ihren ›Opfern‹ als Schande anlasten können« (1989, S. 18).
2. »Der Kontakt mit jemandem, der von einer als mysteriöses Übel betrachteten Krankheit befallen ist, gilt unvermeidlich als Vergehen oder gar als Tabuverletzung. Schon dem bloßen Namen solcher Krankheiten wird magische Kraft zugeschrieben« (1981, S. 8).

Die Schizophrenie ist ganz ohne Zweifel eine solche Krankheit. Die Frage, ob es sich damit denn noch zu leben lohne, wird somit zur versteckten Aufforderung, zu weichen – zumindest darüber nachzudenken, ob man nicht besser daran täte, sich das Leben zu nehmen. Die geistige Verknüpfung einer solchen Haltung mit dem Geist des Nationalsozialismus, in dessen Namen hunderttausendfach der »Gnadentod« gewährt wurde, ist unverkennbar. Das Dramatische an dieser Haltung ist die Tatsache, dass das Risiko, durch eigene Hand zu sterben, bei Schizophreniekranken fünf- bis zehnmal höher liegt als bei der Durchschnittsbevölkerung – und dass es durch eine solche Einstellung ohne jeden Zweifel noch erhöht wird.

»Es ist mein Leben«, hielt eine meiner Patientinnen einst dagegen. »Ich habe kein anderes. Ich will es leben; und ich will sehen, was ich daraus machen kann.« Recht hat sie! Sie verdient Respekt mit dieser Haltung – und alle Unterstützung, die die Gemeinschaft der Gesunden ihr dabei zukommen lassen kann.

Nicht mehr leben wollen

Der leichtfertige Zweifel am Wert des Lebens eines anderen Menschen ist die eine Sache; aus guten Gründen nicht mehr leben zu wollen ist eine andere. Wenn wir uns mit psychischer Krankheit befassen, kommen wir nicht umhin, uns mit der Frage nach dem Suizid auseinanderzusetzen, denn psychische Störungen gleich welcher Art sind mit einer Erhöhung des Suizidrisikos behaftet. In diesem Zusammenhang ist es wichtig festzuhalten, dass Suizidalität zwar Ausdruck oder Symptom von Krankheit sein kann, aber nicht selbst eine Krankheit ist. Bei psychisch Kranken – außer vielleicht bei sehr depressiven Menschen – ist sie häufiger Krankheitsfolge als Krankheitssymptom.

Es gibt andere soziale Gruppen, deren Selbsttötungsrate vergleichbar ist. Dazu gehören Menschen, die in Trennung leben, alleinstehende Männer über 65, Ärzte, Krankenschwestern und Pfleger – insbesondere solche, die in der Psychiatrie tätig sind – und Mitglieder des auswärtigen Dienstes in verschiedenen westlichen Ländern. Allen diesen Risikogruppen gemeinsam – außer Ärzten und Pflegepersonal – sind Vereinsamung, Entwurzelung und soziale Isolierung oder die Angst davor. Hoffnungslosigkeit und Verzweiflung, die zentralen Suizidmotive, können die Folge sein. Ich möchte das hier nicht vertiefen. Mir liegt lediglich daran, darauf zu verweisen, dass die psychisch erkrankten Menschen mit dem erhöhten Suizidrisiko nicht allein dastehen. Wichtig ist Folgendes:

» Jeder suizidale Mensch, ob er nun krank ist oder gesund, verdient Achtung statt Ächtung, Anteilnahme statt Ablehnung, Verständnis statt intoleranter Verurteilung, Mitgefühl statt Bestrafung und Entmündigung, Hilfe statt Gleichgültigkeit. Tot sein und nicht mehr weiterleben wollen, sollte als möglicher und einsehbarer Impuls der menschlichen Psyche akzeptiert und nicht länger tabuisiert und diskriminiert werden « (Scobel 1981, S. 101).

Suizid als Bilanz einer unerträglichen Lebenssituation?

Die Möglichkeit des Suizids als nüchterne Bilanz einer unerträglichen Lebenssituation ist lange Zeit gerade von Psychiatern heftig bestritten worden. Er ist durch Jean AMÉRYS Plädoyer für den »Freitod« (1976) in die Diskussion geraten – »Der Freitod ist frei noch im Schraubstock der Zwänge« (S. 13) –, aber auch durch die Aktivitäten von Vereinigungen, die sich »Gesellschaften für humanes Sterben« nennen. Ich bin davon überzeugt, dass es einen solchen Bilanzsuizid gibt. Ich räume gleichwohl ein, dass das möglicherweise eine Glaubensfrage ist. Ich möchte auch gar nicht geltend machen, der Bilanzsuizid sei ein Ausdruck von »Freiheit«. Er ist vielmehr die bittere Konsequenz einer von außen aufgezwungenen, unerträglichen Wirklichkeit. Karl JASPERS (1932, S. 308 ff.) schreibt dazu:

» In gänzlicher Verlassenheit, im Bewusstsein des Nichts, ist dem Einsamen der freiwillige Untergang wie eine Heimkehr zu sich selbst. Gepeinigt in der Welt, ohnmächtig, den Kampf mit sich und der Welt fortzuführen, in Krankheit oder Alter dem Versinken in Kümmerlichkeit ausgesetzt, von dem Herabgleiten unter das Niveau des eigenen Wesens bedroht, wird es ein tröstender Gedanke, sich das Leben nehmen zu können, weil der Tod wie eine Rettung erscheint. «

Ich habe vor vielen Jahren (1977) anlässlich einer Untersuchung über den Suizid in der psychiatrischen Tagesklinik die Frage aufgeworfen, ob wir unserer Aufgabe gerecht werden, wenn wir den Suizid von Patienten nur als Ausdruck von Krankheit sehen? Unterschätzen wir da nicht das reale Leid, das die Schwere psychischer Behandlung über die Betroffenen bringt: Durch unsere Behandlung zwingen wir die Kranken aus ihrer Wahnwelt heraus, ohne sie ganz heilen zu können. Wir konfrontieren sie mit einer Realität, von der wir nicht wissen, ob sie ihr gewachsen sind. Im Extremfall machen wir sie durch unsere Behandlung stark genug, Bilanz zu ziehen und zu folgern, dass sie in dieser Welt keine Chance haben, dass sie in ihr nicht leben wollen. Es ist auffällig, dass fast alle Patienten, an die ich in diesem Zusammenhang denke, ihren Suizid zu einem Zeitpunkt durchführten, an dem wir eine längerfristige Besserung bei ihnen festgestellt hatten. So bleibt die nagende Frage, ob wir nicht im Zusammenhang mit der Behandlung Kranker, die an chronischen psychischen Störungen leiden, das Problem des Bilanzsuizids wieder aufgreifen und diskutieren müssen. Verbunden damit ist die Frage, in welcher Weise wir ihnen helfen können, eine positive Bilanz zu ziehen, sich also für das Leben zu entscheiden.

Hoffnungslosigkeit und Verzweiflung

Psychisch Kranke nehmen sich aus denselben Gründen das Leben wie andere Menschen auch: aus Hoffnungslosigkeit und Verzweiflung. Sie nehmen sich das Leben, weil sie keinen anderen Ausweg wissen. Dies festzuhalten scheint mir wichtig. Der Suizid der psychisch Kranken ist, um es drastisch zu formulieren, nicht Ausgeburt ihres Wahns, sondern Reaktion auf eine Lebenssituation, die sie als unerträglich erleben. Gewiss wird dieses Erleben von der Krankheit geprägt, aber nur ausnahmsweise wird die Krankheitssymptomatik selbst zum unmittelbaren, unvorhersehbaren Auslöser des Suizids.

Mich hat ein Bericht von Johannes GESTRICH und Joachim STIEF (1981) tief beeindruckt, die eigentlich den Studienerfolg schizophrener Tübinger Studenten untersuchen wollten und schockiert feststellen mussten, dass sich jeder fünfte von ihnen das Leben genommen hatte. Sie schreiben dazu:

» Den meisten Suizidhandlungen schienen einfühlbare Motive zugrunde zu liegen. Grundlage der Suizidalität bildeten häufig das Gefühl, so nicht mehr weiterleben zu können und zu wollen, und die fehlende Hoffnung, selber oder mit fremder Hilfe an der Situation etwas ändern zu können. Als unerträglich wurden dabei vor allem zwei Umstände erlebt: Isolation und unbefriedigende Partnerbeziehungen zum einen, Erfolglosigkeit im Studium zum anderen. Die gesunden zur Verfügung stehenden Möglichkeiten, Misserfolge auf einem dieser beiden Gebiete durch Erfolge auf dem anderen auszugleichen, fehlt den Schizophrenen häufig. Hält der Zustand des fehlenden Erfolgserlebnisses in der Bewältigung dieser beiden altersspezifischen Aufgaben an und entsteht beim Patienten der Eindruck, dass sich daran nichts Entscheidendes ändern wird, kann es zur Krise kommen.

Suizidale Impulse treten darum dann auf, wenn nach längerer stationärer oder teilstationärer Behandlung eine Verlegung in eine andere

Institution, zum Beispiel eine Rehabilitationseinrichtung, ins Auge gefasst wird. Patienten mit schlechtem Realitätsbezug und latenten oder manifesten Größenideen erleben die Diskrepanz zwischen Anspruch und Wirklichkeit schwerer und sind deswegen gefährdeter. Liegen noch psychotische Symptome vor oder besteht ein Residualzustand, können zu großer sozialtherapeutischer Aktivismus, aber auch ein zu intensives psychotherapeutisches Engagement zur Angst, den Anforderungen nicht gerecht zu werden, und zu Schuldgefühlen, trotz aller Bemühungen des Therapeuten nicht gesund zu werden, führen und Suizidimpulse heraufbeschwören. Überhöhte Anforderungen der Angehörigen hinsichtlich Kommunikation und Leistung können das gleiche Ergebnis haben.
Die meisten unserer Suizidfälle scheinen eine Reaktion auf das bewusste Erleben der Krankheit und ihrer Folgen im zwischenmenschlichen Bereich und auf dem Leistungsgebiet zu sein. [...] In unserem Krankengut [sic!] trat der Suizid meist nach Abklingen der produktiven Symptome auf. Gleichwohl gab es auch bei uns Suizide, die auf paranoide Erlebnisse zurückzuführen waren, zum Beispiel ein Student mit Christus- und Opfertodfantasien, der sich am Karfreitag tötete. Im Allgemeinen scheinen uns aber weniger die direkten Krankheitssymptome zum Suizid zu führen als die wahrgenommenen und als nicht kompensierbar erlebten Folgen der Krankheit « (ebd., S. 168).
Diese Darstellung spricht für sich. Wenn der Krankheitsverlauf langwierig ist, wenn immer wieder Rückfälle auftreten, wenn die Partnerschaft bedroht ist, die Familienbeziehungen gespannt sind, wenn der Arbeitsplatz durch die Krankheit verloren geht, dann wird das Gefühl von Ausweglosigkeit fast zwingend. Die Möglichkeiten zum Ausgleich sind durch die Krankheit eingeschränkt. Depressivität, gleich welcher Ursache, ist Grund- oder Begleitsymptom fast aller psychischen Störungen und begünstigt den Weg in die präsuizidale Sackgasse.

Krankheits- und behandlungsbedingte Suizidgründe

Es gibt natürlich auch Suizidgründe, die dem krankhaft veränderten Denken und Fühlen entspringen. Es gibt Wahnwahrnehmungen, sogenannte imperative Stimmen, die den Kranken den Suizid befehlen. Es gibt den depressiven Schuld- oder Versündigungswahn, der mit unkontrollierbaren Suizidimpulsen einhergehen kann. Es gibt den Kontrollverlust gegenüber Suizidgedanken bei Intoxikationen (Vergiftungen) und anderen psychoorganischen Syndromen, einschließlich solcher nach Elektrokrampfbehandlung. Dies zu bedenken, ist bei der Überwachung jener Patienten besonders wichtig, die durch einen Suizidversuch – zum Beispiel mit Kohlenmonoxyd – in einen solchen Zustand geraten sind. Schließlich gibt es klinische Bilder, die zur Selbsttötung führen können, ohne dass ein Suizid beabsichtigt ist: Es gibt Kranke, die in der akuten Psychose wähnen, sie könnten fliegen oder den Straßenverkehr aufhalten. Solche Risikokonstellationen, die sich unmittelbar aus der Krankheit ableiten, sind jedoch eher selten.

Bei schizophrenen Kranken kommt es vor, dass sich die Lebenskraft im Verlauf der Krankheit verzehrt. Rückfälle sind Rückschläge. Verschlechterungen, krisenhafte Zuspitzungen und die Wiederaufnahmen im Krankenhaus verengen die Lebensperspektive. Der Verlust von Freunden, die zunehmende Ungeduld der Eltern oder des Partners sind ebenfalls deprimierende Erfahrungen, die bei untergründiger Depressivität und krankheitsbedingter Verminderung der Vitalität umso einschneidender wirken. Gerade Kranke, die mit ihrem Leiden ringen, die nicht aufgeben wollen, die an den Hoffnungen für ihr Leben festhalten wollen, erleben immer wieder bittere Enttäuschungen. Das gilt insbesondere für junge Menschen, die während einer vielversprechenden Berufsausbildung oder während des Studiums erkranken. Dass sie Therapeuten finden, die an hochgesteckten Behandlungszielen festhalten, verhindert günstigenfalls ihren sozialen und persönlichen Abstieg. Ungünstigenfalls programmiert es ein unausweichliches Scheitern vor, das in das reale Erleben von Hoffnungs- und Ausweglosigkeit mündet.

Schwindende Kraft

Das Leben mit einer schizophrenen Psychose bedeutet für viele Betroffene eine unablässige Anstrengung bei der Bewältigung von psychischen und sozialen Situationen, die Gesunde gar nicht als Belastungen wahrnehmen. Dadurch erklärt sich, dass es bei schizophrenen Kranken zu unvermittelten suizidalen Krisen kommen kann, während Therapeuten und Angehörige eine anhaltende Besserung und Stabilisierung beobachten. Aber auch in solchen Phasen der Remission leben die Betroffenen nicht ohne Anstrengung. Scheinbar nichtige Versagenserlebnisse können das mühsam aufrechterhaltene emotionale Gleichgewicht ins Wanken bringen und eine suizidale Krise heraufbeschwören.

Aus all diesen Gründen ist das präsuizidale Syndrom, wie Erwin RINGEL es schon 1969 formuliert hat, bei Psychosekranken oft nicht in der gleichen Deutlichkeit zu erkennen wie bei anderen Suizidgefährdeten. Gewiss findet auch bei ihnen eine zunehmende Einengung der Lebenssituation, der Psychodynamik und der zwischenmenschlichen Beziehungen statt. Gewiss kommt es auch bei ihnen zu einem Aggressionsstau mit Wendung der Aggression gegen die eigene Person. Gewiss haben auch sie Selbstmordfantasien, die sich konkretisieren und die sie schließlich nicht mehr beherrschen können. Aber vieles spricht dafür, dass es bei ihnen, vor dem Hintergrund einer ständig vorhandenen Basisgefährdung, zu einer viel rascheren krisenhaften Zuspitzung kommen kann als bei anderen Suizidgefährdeten. Damit werden die einzelnen Schritte der suizidalen Entwicklung kaum mehr abgrenzbar. Die Zeiträume für die Erkennung der suizidalen Krise und die Möglichkeiten einer Intervention verkürzen sich.

Vieles spricht dafür, dass die präsuizidale Krise bei schwer depressiven und bei schizophrenen Kranken von der Aktualisierung der Suizidalität bis zur Vollendung der Suizidhandlung manchmal nur Minuten dauert. Dadurch werden die Möglichkeiten des Eingreifens innerhalb der Krise eingeschränkt. Die Suizidprophylaxe muss früher einsetzen, etwa bei der Behandlung der Grundkrankheit oder bei dem Versuch, der Entwicklung solcher Krisen vorzubeugen.

Aspekte der Hoffnung

Die Suizidgefährdung begleitet die Psychose. Sie darf aber nicht zum Leitmotiv des Lebens mit Schizophreniekranken und ihrer Behandlung werden. Das Gleiche gilt für eine Reihe anderer Risiken im Verlauf der Erkrankung: die Gefahr des Rückfalls in eine akute Krise, der drohende Verlust sozialer Bindungen, aber auch die Gefahr von Nebenwirkungen der Medikamentenbehandlung in ferner Zukunft, wie etwa Spätdyskinesien. Es gilt vielmehr, das Augenmerk auf die Lebensqualität der Kranken hier und jetzt zu richten: die subjektive wie die objektive. Wir müssen uns und den Kranken immer wieder ins Bewusstsein rufen, dass die Psychosen aus dem schizophrenen Formenkreis einen vielfältigen, wechselhaften – und auf lange Sicht eher günstigeren – Verlauf haben und dass ein Rückschlag heute, mag er noch so schwer zu ertragen sein, nichts darüber aussagt, wie die Situation in ein, zwei oder fünf Jahren sein wird.

Manfred Bleuler hat dazu in einem Rückblick auf sein Leben und seinen beruflichen Weg einige wichtige Feststellungen getroffen:

» Die allgemeine Prognose ist besser als früher angenommen, und selbst der Zustand der Chronischkranken verschlechtert sich nicht in jedem Fall. Tatsächlich besteht vom fünften Jahr der Psychose an eine Tendenz zur Besserung. Unsere Therapie wird oft als symptomatisch beurteilt und viele glauben, dass sie durch eine ›echte‹ kausale Therapie ersetzt werden wird, sobald die Ursache der Psychose entdeckt ist. Ich bin überzeugt, dass wir schon heute viel über die Ursache der Krankheit wissen. Dieses Wissen erlaubt es uns, unsere Therapie im Hinblick auf die Genese der Psychose als angemessen, kausal und sehr wichtig anzusehen. Wir meinen, diese Therapie verdient es, weiterentwickelt und mit einem Gefühl der Überzeugung angewendet zu werden: Wir sollten den Patienten in aktive Gemeinschaften eingliedern, Möglichkeiten für die Entfaltung seiner Fähigkeiten schaffen und ihn beruhigen, wenn die Psychose zu quälend ist « (Bleuler 1985, S. 18).

Nicht mehr leben sollen: das Unwert-Vorurteil

Wenn es so ist, dass so viele Schizophreniekranke sich das Leben nehmen, müssen wir daraus nicht die Schlussfolgerung ziehen, dass ihr Leben ihnen nichts mehr wert war? Müssen wir dann nicht doch jene Frage stellen, die mir immer wieder den Atem stocken lässt: ob es sich denn lohne, mit dieser Krankheit zu leben? Ich meine, sie ist falsch gestellt. Wie wir sehen werden, meint sie auch etwas anderes. Wenn es nur ausnahmsweise die Krankheitssymptome selbst sind, die die Selbsttötung bewirken, in aller Regel aber Hoffnungslosigkeit und

Verzweiflung im Gefolge der Erkrankung und als Reaktion darauf, dann stellt sich zunächst die Frage mit allem Nachdruck: Wie können wir den Schizophreniekranken helfen? Wie können wir ihre krankheitsbedingten Leiden lindern? Wie können wir die Krankheitsfolgen auffangen und die Kranken, wo immer möglich, bei ihrer Überwindung unterstützen?

Weit mehr als ein halbes Jahrhundert nach dem Ende des deutschen Nationalsozialismus wird kaum jemand offen über »die Freigabe lebensunwerten Lebens zur Vernichtung« debattieren wollen wie Karl Binding und Alfred Hoche 1920. Der nationalsozialistische Massenmord an psychisch Kranken und geistig Behinderten verbietet das. Aber machen wir uns nichts vor. Die Vorstellungen vom Unwert des Lebens unter bestimmten gedachten Bedingungen wirken fort. Sie mögen sich primär auf das eigene Leben beziehen: »So möchte ich nicht leben.« Aber dabei bleibt es nicht. Unsere Leitgedanken und Werte übertragen wir wie selbstverständlich auf andere Menschen. Der gedachte Unwert des eigenen Lebens unter psychotischen Lebensbedingungen wird so bewusst oder unbewusst zum Maßstab für den Wert des Lebens der anderen: Was für uns selbst gut und richtig ist, kann für andere nicht falsch sein.

Wenn heute solche Vorstellungen geäußert werden, beweisen sie nur die Hartnäckigkeit und die Dauerhaftigkeit verquerer sozialer Repräsentationen über eine Krankheit, deren Behandlung in den letzten Jahrzehnten Fortschritte gemacht hat wie kaum eine andere. Die Metapher der Unheilbarkeit hat sich allen Tatsachen zum Trotz als ebenso hartnäckig erwiesen wie viele andere Schreckensbilder, die sich im Bewusstsein der Öffentlichkeit mit der Schizophrenie verbinden. Die Frage danach, ob es sich denn lohne, damit zu leben, wird unweigerlich zu einer Bedrohung für die Kranken. Sie enthält ein Unwert-Vorurteil. Das Dilemma der Schizophreniekranken wird dadurch verschärft, dass sie ja selbst Teil der Gesellschaft und ihrer übergeordneten Werte und Haltungen sind. Da hilft es ihnen auch nicht, dass sie ihre Erfahrungen mit der Psychose in der Regel anders sehen. Sie sind authentisch, sie sind wirklich. Die Wirklichkeit ihrer Erfahrungen macht eine Auseinandersetzung mit der Krankheit möglich, nicht aber mit dem Mythos der Krankheit. Die Falle, in der sie sich befinden, ist umso fataler, als sie wegen des gesellschaftlichen Vorurteils gut beraten sind, ihr Leiden zu verbergen und zu verschweigen. Gleichzeitig müssen sie sich damit konfrontieren, sich auseinandersetzen, wenn sie lernen wollen, mit der Krankheit zu leben.

Sehr viel spricht dafür, dass die zweite Krankheit – das Stigma – im Zusammenhang mit der Frage nach dem Sinn des eigenen Lebens von ebenso großem Gewicht wie die Krankheitserfahrung selbst ist. Diese Entwertung ist es, die es den Kranken oft schwer macht, sich zu behaupten, ein Mindestmaß an Selbstwertgefühl aufrechtzuerhalten, die sie ständig – und mit gutem Grund – um ihre sozialen Beziehungen fürchten lässt. Und dies alles geschieht vor dem Hintergrund von Krankheitssymptomen, die soziale Verletzlichkeit bedingen und soziale Kompetenz mindern.

Ich will es zum Abschluss noch einmal auf den Punkt bringen: Die Frage »Lohnt es sich denn, damit noch zu leben?« wird unbedacht – oder zynisch – im Zusammenhang mit Schizophrenie erschreckend häufig von nicht betroffenen Gesunden gestellt. Sie ist Teil des Vorurteils gegenüber der Krankheit, das mit einem Unwerturteil verbunden ist. Sie kann auf diese Weise zur versteckten Aufforderung zum Suizid werden. Sie setzt viele Kranke unter Druck. Sie engt ihre Möglichkeit ein, ihre Krankheit unbelastet von fremdem Druck zu erfahren und sich selbst ein Bild davon zu machen, was »lohnt« und was nicht. Wir müssen uns der Last der zweiten Krankheit auch unter dem Aspekt der Suizidgefährdung bewusst sein und die Auseinandersetzung mit dem öffentlichen Vorurteil zum Bestandteil des therapeutischen Prozesses in der Auseinandersetzung mit der Krankheit selbst machen.

Unberechenbar und gefährlich?

Im Frühjahr 1990 verletzte eine psychosekranke Frau am Ende einer Wahlkampfveranstaltung den damaligen SPD-Kanzlerkandidaten Oskar Lafontaine schwer. Wenige Monate später schoss ein psychosekranker Mann auf den damaligen Bundesinnenminister Wolfgang Schäuble und brachte ihm Verletzungen bei, die diesen lebenslang an den Rollstuhl fesselt. Die Berichterstattung über diese tragischen Ereignisse erschöpfte sich nicht in der umfassenden Darstellung der Lebensumstände und der Krankheitsgeschichte der unglücklichen Täter. Sie verhalf zugleich bestimmten Formen psychischer Krankheit zu einer in dieser Form nie da gewesenen unerwünschten, abwertenden Publizität.

Diese gipfelte in der Forderung eines konservativen Publizisten nach Registrierung und Internierung aller potenziellen psychisch gestörten Mörder und Totschläger – wie immer diese im Voraus zu erkennen sein mögen. Aufgrund seiner Diffusität konnte dieses Ansinnen als Hatz auf alle psychisch Kranken verstanden werden. Diese Forderung war zunächst im Leitartikel einer großen Tageszeitung drastisch formuliert worden. Wenig später wurde sie in einer auch von psychisch Kranken viel beachteten Diskussionssendung Gegenstand einer kontroversen Auseinandersetzung. Bemerkenswert an dieser Fernsehsendung waren weniger die allgegenwärtigen Vorurteile gegenüber psychisch Kranken als vielmehr die allumfassende Unkenntnis der meisten eingeladenen sogenannten Experten. Viele der von psychischer Krankheit betroffenen Zuschauerinnen und Zuschauer erlebten die Sendung damals als nachhaltige Bedrohung, die tief in ihr Alltagsleben hineinwirkte. Sie bekamen Angst. Sie trauten sich selbst im Freundeskreis nicht mehr, über ihre Krankheit zu sprechen.

Auswirkungen der Attentate

In der Tat war die Medien- und Boulevardberichterstattung mit ihren Auswüchsen nur die Spitze eines Eisbergs. Eine Studie des Sozialpsychiaters und Epidemiologen Matthias Angermeyer und Kollegen (1994) über die Einstellung der deutschen Bevölkerung zu psychisch Kranken, die in Form einer Repräsentativbefragung zufällig unmittelbar vor dem ersten Politikerattentat durchgeführt worden war und wenige Wochen danach gezielt wiederholt wurde, belegt einen tief greifenden Einstellungswandel. Die erneuten Wiederholungen nach dem zweiten Attentat sowie dann ein Jahr später machten deutlich, dass dieser nicht von vorübergehender Natur war.

Diese Erhebung war zum Zeitpunkt des Anschlags auf Lafontaine eigentlich abgeschlossen gewesen. Das Attentat aber war Anlass, die Befragung in den darauf folgenden Monaten zu wiederholen, um einer möglichen Änderung der Einstellung nachzuspüren. In den Interviews wurde unter anderem danach gefragt, welche Beziehungs- und Kontaktformen die befragten Personen mit Menschen einzugehen bereit waren, deren psychische Störung in einem kurzen Text ohne Nennung einer Diagnose geschildert wurde. Dargestellt wurden das Krankheitsbild einer schizophrenen Psychose und das einer Depression. Gefragt wurde nach sieben typischen Sozialbeziehungen: Untervermietung eines Zimmers, Zusammenarbeit am gleichen Arbeitsplatz, Duldung als Nachbar, Betrauung mit Kinderbeaufsichtigung, Verwandtschaftsbeziehungen durch Einheirat in die Familie, Mitgliedschaft im Bekanntenkreis und Vermittlung einer Arbeitsstelle.

Die Ergebnisse der Befragungen zeigten, wie labil die Toleranz gegenüber psychisch Kranken ist. Im Gefolge der Attentate kam es zu drastischen Veränderungen. Bei bis zu einem Viertel der Befragten nahmen Misstrauen und Ablehnung erheblich zu. Bei der zweiten und der dritten Erhebung wurden zusätzlich Stereotype untersucht. Anhand einer Liste von positiven und negativen Eigenschaften wurde nach Merkmalen gefragt, die die Interviewten mit dem Etikett »psychisch krank« in Verbindung brachten. Auch hier zeigte sich von der zweiten zur dritten Befragung ein deutlicher Einstellungswandel zum Negativen.

Verminderte Toleranz, zunehmende Vorurteile

Im Einzelnen hatten vor dem Attentat auf Lafontaine weniger als ein Fünftel der Befragten Bedenken gegen einen Psychosekranken als Nachbarn; nach dem Attentat auf Wolfgang Schäuble waren es fast doppelt so viele. Ähnlich war die Relation bei den Vorstellungen, einen psychisch Kranken als Arbeitskollegen zu haben, ihn im Bekanntenkreis (durch Einheirat) in der Familie zu dulden oder ihm die Kinderaufsicht anzuvertrauen. In all diesen theoretisch vorgestellten Beziehungskonstellationen nahm die Ablehnungsquote um 16 bis 20 Prozent zu. Am drastischsten wuchsen die Bedenken bei der Vorstellung, einen Kranken als Untermieter in der eigenen Wohnung zu beherbergen (25 Prozent). Dabei war die Ausgangssituation recht unterschiedlich, sodass sich nach dem Attentat auf Schäuble immerhin noch zwei Fünftel vorstellen konnten, einen psychisch Kranken als Arbeitskollegen oder als Nachbarn zu dulden, aber nur noch ein Viertel eine Einheirat in die Familie und weniger als 15 Prozent die Betreuung eines Kindes.

Bei den mit psychischer Störung in Verbindung gebrachten Stereotypen »gefährlich, aggressiv, unvernünftig, unheimlich, fremdartig, unbeherrscht, unberechenbar«, die erstmals nach dem Lafontaine-Attentat abgefragt wurden, kam es zu einer Zunahme der negativen Bewertung um durchschnittlich 10 Prozent. Auch hier war die Ausgangslage unterschiedlich: Im Mai 1990 hielten rund 20 Prozent der Bevölkerung psychisch Kranke für gefährlich. Im Dezember waren es 30 Prozent. Im Mai verbanden etwas mehr als die Hälfte der Befragten die Eigenschaften »unberechenbar« mit psychisch Kranken; im Dezember waren es mehr als zwei Drittel. Die Wiederholung der Befragungen im Laufe des Jahres 1991 zeigte, dass die Distanz zu den psychisch Kranken zwar wieder etwas zurückging, ein Jahr nach den Attentaten lag sie aber immer noch deutlich über dem Ausgangsniveau. Die Hoffnung, dass der beschriebene Anstieg der emotionalen und sozialen Distanz nur über kurze Zeit anhalten würde, hat sich, so Angermeyer in seiner Studie, nicht erfüllt.

Die beiden Abbildungen aus der Veröffentlichung von 1994 verdeutlichen dies in eindrucksvoller Weise.

Schizophreniekranke waren von dem festgestellten Einstellungswandel in besonderer Weise betroffen. Sie stießen in der Öffentlichkeit auf ein

ABBILDUNG 1 **Soziale Distanz zu psychisch Kranken. Ablehnung schizophrener Männer 1990** (Angermeyer und Siara 1994)

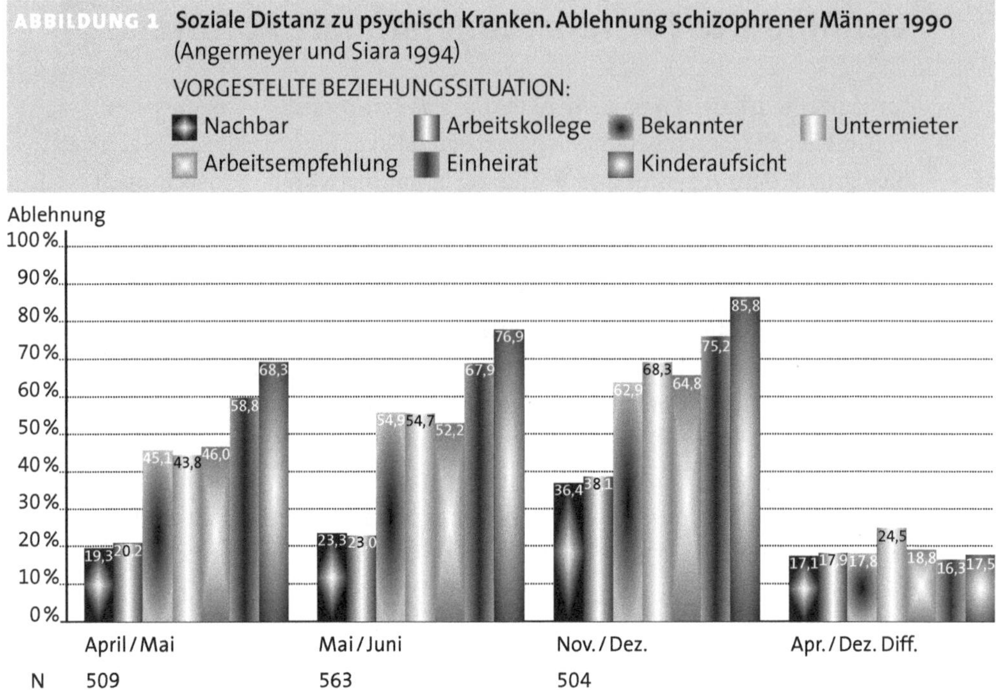

höheres Maß an Ablehnung – und zwar in allen Bevölkerungsgruppen in ähnlicher Weise. Bemerkenswert ist in diesem Zusammenhang Matthias Angermeyers Befund, dass die Einstellung zu psychisch Kranken bei professionellen und Laienhelfern sowie bei Personen mit unmittelbaren beruflichen Kontakten zu Psychosekranken am stabilsten war. Bei diesen Gruppen traten während des gesamten Untersuchungszeitraums kaum Schwankungen auf.

Demgegenüber waren neben den Befragten, die keine Kontakte zu psychisch Kranken hatten, die Patienten selbst und deren Angehörige am stärksten verunsichert und verängstigt. Bei den Kranken und ihren Angehörigen nahm die gemessene soziale Distanz von knapp 30 auf fast 50 Prozent zu, bei den Personen ohne persönliche Kontakte zu psychisch Kranken von zwei Fünfteln auf zwei Drittel.

Matthias Angermeyer und Mitarbeiter vermuteten seinerzeit, dass die unerwartete Alarmreaktion bei den Kranken selbst auf ein vermehrtes Bestreben nach Abgrenzung zurückzuführen sei. Obgleich sie mit ihren seelischen Problemen psychiatrische Hilfe in Anspruch nahmen, scheinen sie mit ihrer Distanzhaltung demonstrieren zu wollen, dass

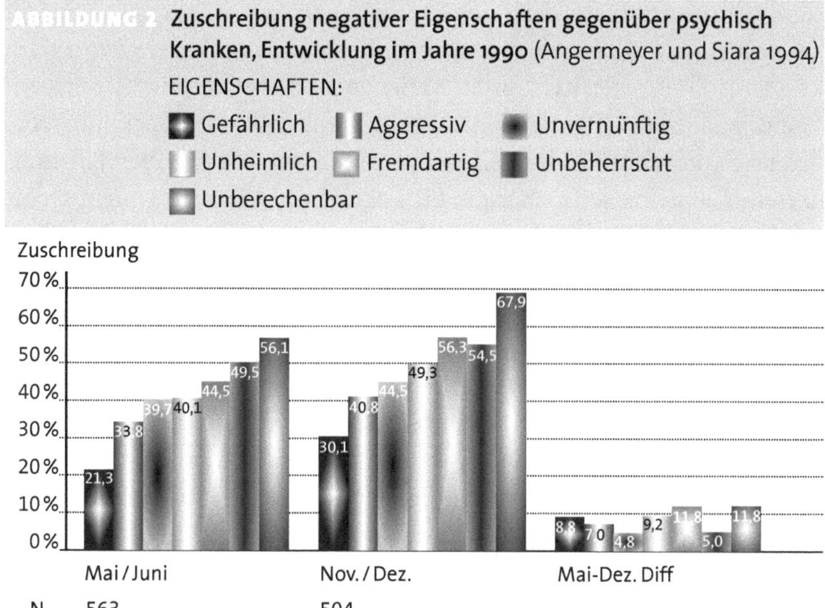

ABBILDUNG 2 **Zuschreibung negativer Eigenschaften gegenüber psychisch Kranken, Entwicklung im Jahre 1990** (Angermeyer und Siara 1994)

sie nichts mit jenen psychisch Kranken zu tun haben, die mit Gewalt und Mordanschlägen in der Öffentlichkeit in Erscheinung traten. Die durch die Attentate problematisierte Krankenrolle psychiatrischer Patientinnen und Patienten führe bei den Kranken selbst und bei ihren Angehörigen deswegen nicht zu einer verständnisvollen und toleranten Reaktion. Sie münde eher in den Versuch, sich von einem solchen Extremverhalten abzugrenzen.

»Gewalttaten Geistesgestörter«

Die klassischen Studien von Matthias Angermeyer sind seither mehrfach wiederholt worden; immer mit ähnlichen Ergebnissen. Zuletzt berichtete Georg Schomerus (2013, vgl. S. 169), das Bild der Öffentlichkeit habe sich eher zum Negativen als zum Positiven gewandelt. Allerdings blieb offen, wie aussagekräftig diese Befunde sind. Fest steht, die Ängste der Bevölkerung vor der Unberechenbarkeit und potenziellen Gefährlichkeit psychisch erkrankter Menschen sind Realität. Es wäre kontraproduktiv, zu versuchen, sie wegzudiskutieren. Wir

sind vielmehr aufgefordert, uns zu überlegen, wie wir damit umgehen können und wollen, wie wir nicht gerechtfertigte Ängste entkräften können, ohne reale Risiken zu verleugnen. Es wäre falsch, mit dem Finger auf »die« Öffentlichkeit zu zeigen, die nicht bereit sei, ihre Vorurteile zu korrigieren. Immerhin hat es die Psychiatrie über Jahrhunderte als angemessen und sinnvoll angesehen, Menschen mit psychischen Krankheiten hinter hohen Mauern in geschlossenen Anstalten zu »behandeln«. Sie hat ihren Teil dazu beigetragen, das Bild vom unberechenbaren und gefährlichen Kranken zu transportieren, dem wir heute in der veröffentlichten Meinung, aber auch in den Ängsten der Bevölkerung immer wieder begegnen.
Wann immer ein besonders abstoßendes Verbrechen geschieht, wenn bei einer Gewalttat kein Motiv zu erkennen oder diese nicht nachzuvollziehen ist, wenn ein Gesetzesbrecher sich »uneinfühlbar« verhält, dann konfrontiert uns die Boulevardpresse unweigerlich mit Schlagzeilen wie »Irrer Mörder«, »Gemeingefährliche Geisteskranke« oder »Verrückter Sexualverbrecher«. Allzu oft stellt sich im Rahmen der Aufklärung der jeweiligen Taten heraus, dass die »unverständlichen« Handlungen keineswegs von psychisch Kranken, schon gar nicht von Schizophreniekranken begangen worden sind, sondern von Menschen in krisenhafter Zuspitzung, emotionaler Verstrickung – ohne ein Zeichen psychischer Störungen. Dennoch scheint das Vorurteil gegenüber Menschen mit schweren psychischen Krankheiten unverrückbar. Und es verschärft sich dauerhaft, wenn dramatische Gewaltereignisse eintreten, an denen psychisch kranke Menschen beteiligt sind. Das Bild vom »geisteskranken Gewaltverbrecher« ist allgegenwärtig.
Wie steht es nun wirklich mit der Unberechenbarkeit, der Gewalttätigkeit und der Aggressivität psychisch kranker Personen? Wie steht es bei jener Gruppe von Kranken, die uns hier besonders interessiert, den Schizophreniekranken? Diese Frage zu beantworten ist ein immerwährendes Anliegen der Psychiatrie. Vor allem in Zeiten der Reform der psychiatrischen Versorgung stellte sie sich nachdrücklich. Es ist kein Zufall, dass die klassische deutsche epidemiologische Untersuchung von Wolfgang BÖKER und Heinz HÄFNER über die *Gewalttaten Geistesgestörter* (1973) in der Vorphase des mit Nachdruck geforderten und geförderten Wandels der psychiatrischen Krankenversorgung von der geschlossenen Anstaltspsychiatrie zur offenen gemeindenahen Psychiatrie entstand.

Es war ein erklärtes Ziel der Untersuchung Bökers und Häfners, den Ängsten in der Bevölkerung zu begegnen und zu prüfen, in welchem Umfang und in welcher Hinsicht sie begründet sind. Ihre wichtigsten Ergebnisse:

- Psychisch Kranke und geistig Behinderte waren nicht häufiger, aber auch nicht seltener gewalttätig als die Durchschnittsbevölkerung. Lediglich Psychosekranke lagen etwas über dem Durchschnitt.
- Das Gewaltrisiko ist in den ersten sechs Monaten nach einem Klinikaufenthalt erhöht.
- Opfer psychisch kranker Täter sind meist Beziehungspartner.

Mit anderen Worten, einige der schwerwiegendsten Vorurteile über Gefährlichkeit und Unberechenbarkeit von psychisch Kranken treffen danach nicht zu.

Aufgrund dieser Fakten diskutieren die Autoren in ihrer Veröffentlichung die Möglichkeit, dass »nicht die Geisteskrankheit selbst, sondern sekundäre Prozesse für das Begehen der Gewalttat oder die Erhöhung des Gewaltrisikos ausschlaggebend sind«. Im letzten Fall wäre anzunehmen, dass diese sekundären Prozesse erst nach längerem Verlauf der Krankheit in Gang kämen oder über das Maß der Kontrollierbarkeit hinauswachsen würden. Für diese Möglichkeit spricht unter Umständen die von den Untersuchern völlig unerwartete Tatsache, dass eine besonders deutliche Risikoperiode nach Aufenthalten in psychiatrischen Krankenhäusern auftritt. In dieser Risikophase sind die Kranken häufig ohne den Schutz einer ambulanten Behandlung. Zugleich sind sie erhöhten Anforderungen von Familie und beruflicher Umwelt ausgesetzt, die immer wieder zum klinischen Rückfall führen, auch ohne dass es zu Gewalttaten kommt. Die Schlussfolgerung daraus kann nur sein, dass eine kompetente Nachbetreuung zwingend erforderlich ist.

Psychische Krankheit und Gewalt

Wolfgang Bökers und Heinz Häfners Ergebnisse sind über vierzig Jahre alt. Sie sind deswegen aber nicht falsch. Zahlreiche internationale Untersuchungen haben sie in den darauf folgenden Jahrzehnten in der Tendenz bestätigt. Das gilt insbesondere für das erhöhte Risiko nach der Klinikentlassung (MONAHAN 2000), für die besondere Gefährdung von engen Bezugspersonen (ESTROFF 2000) und für den Einfluss sozialer Belastungen, vor allem Beschäftigungslosigkeit, Obdachlosigkeit, Mangel an allgemeiner sozialer und medizinischer Unterstützung, sowie für die massive Ausbreitung sekundären Alkohol- und Drogenmissbrauchs bei vielen psychisch Kranken (HODGINS 2000). Die Verbindung von Alkoholmissbrauch und aggressivem Verhalten psychisch Kranker wurde von mehreren englischen und amerikanischen Wissenschaftlern wie Simon WESSELY (1997) und John MONAHAN (2000) von der University of Virginia und Marvin SWARTZ (2000) immer wieder hervorgehoben.

Solche Faktoren schlugen sich etwa in den Befunden von Per LINDQVIST (1997) vom Karolinska Institut in Stockholm nieder, der bei Schizophreniekranken zwar eine Erhöhung aggressiver Handlungen in Form von tätlichen Angriffen und Bedrohungen um das Vierfache gegenüber der Durchschnittsbevölkerung fand. Diese standen in einem Drittel der Fälle aber im Zusammenhang mit Konfrontationen mit der Polizei nach Ladendiebstählen oder auffälligem sozialem Verhalten und die Taten waren nachweislich unter Alkoholeinfluss begangen worden. Wichtig ist es hervorzuheben, dass nur *eine* der von 644 Schizophreniekranken oder ehemals Schizophreniekranken im Laufe von 14 Jahren begangenen Angriffshandlungen von den schwedischen Wissenschaftlern als schwerwiegend klassifiziert wurde.

Die zentrale Bedeutung der Nachsorge bei psychisch Kranken, die wegen gewaltsamer Handlungen forensisch-psychiatrisch begutachtet und anschließend erfolgreich behandelt worden waren, unterstrich Per LINDQVIST (ebd.) auf der Basis einer umfangreichen schwedischen Untersuchung aus den Jahren 1988 bis 1995. Er stellte fest, dass die Gefahr, erneut gewalttätig zu werden, im ersten Jahr nach der Entlassung bei psychisch kranken wie bei psychisch gesunden Straftätern um ein Vielfaches erhöht ist, und zwar weil in Schweden aus rechtlichen Gründen ein eklatanter Mangel an wirksamen Behandlungs- und Bewährungsauflagen bestehe. John MONAHAN (2000), der Ergebnisse aus der wohl umfangreichsten Untersuchung über mögliche Beziehungen zwischen psychischer Erkrankung und Gewalt zusammengefasst hat, unterstreicht die Bedeutung der Nachbehandlung auch für jene Kranke, die bis dahin nicht durch aggressive Handlungen aufgefallen waren: Wenn es dazu kam, geschah dies regelmäßig in den

ersten drei Monaten nach der Klinikentlassung im Anschluss an eine durchschnittlich neuntägige, meist unzureichende Behandlung ohne ausreichende ambulante Nachbetreuung.
Bruce LINK (2000) unterstrich die Risiken, die mit dem Gefühl – richtiger: dem Wahn – des Bedrohtseins einhergehen und von dem die Betroffenen bei krisenhafter Zuspitzung gelegentlich überwältigt werden: die (Wahn-)Gewissheit, verfolgt zu werden, vergiftet zu werden, beobachtet zu werden, getötet oder verletzt zu werden oder gar durch Verfolgung die Kinder zu verlieren. Solche Symptome können zum Auslöser von Gegenreaktionen werden, die von den Betroffenen als Notwehrmaßnahmen in höchster Angst erlebt werden und fatale Konsequenzen haben können. Bekanntestes deutsches Beispiel dafür ist die unglückliche Adelheid Streidel, die in dem Wahn lebte, die deutschen Politiker würden unterirdisch Folterwerkstätten unterhalten, in denen Menschen auf grausige Weise zu Tode gebracht würden, und dass sie den Auftrag hätte, dieses Morden zu beenden. Diese Symptomatik erklärte die Wahl Oskar Lafontaines als Opfer. Ihre Krankheit und die damit verbundenen Symptome waren dem Gesundheitsamt bekannt gewesen. Die Angehörigen hatten beantragt, sie in eine Klinik einzuweisen, ohne dass die Behörden tätig wurden.

Prävention ist möglich

Alle die zuvor genannten Ergebnisse und Befunde, die in zwei internationalen Symposien in Leipzig (FINZEN 1997) und Castelvecchio (HODGINS 2000) zusammengetragen wurden, bieten Ansätze für präventive Maßnahmen: Manche der Beobachtungen lassen sich als Auswirkungen verschiedener psychiatrischer Versorgungsqualitäten erklären, andere als Folge eines unterschiedlichen allgemeinen Niveaus gesamtgesellschaftlicher Gewalt – etwa in den Vereinigten Staaten und in Skandinavien. Allgemein scheint es so zu sein, dass aggressive Handlungen und Gewalttaten psychisch kranker Menschen in solchen Ländern in Relation zur Allgemeinbevölkerung deutlich erhöht sind, in denen die allgemeine Bereitschaft zur Gewalt eher niedrig ist, beispielsweise in den skandinavischen Ländern. In Gesellschaften mit größerer allgemeiner Gewaltbereitschaft dagegen, wie in den Vereinigten Staaten, relativiert sich der

Anteil der psychisch Kranken an den Aggressionshandlungen, obwohl er bei Psychosekranken gegenüber der Durchschnittsbevölkerung sogar leicht erhöht ist. Aber er steht in keiner Relation zu Personen mit Alkohol-, Drogen- und Medikamentenmissbrauch oder zu Menschen mit »Persönlichkeitsstörungen«, die allerdings – vor allem in Form der sogenannten antisozialen Persönlichkeitsstörungen – dadurch definiert sind, *dass* sie sich so verhalten.

Die ähnliche absolute Häufigkeit aggressiver Handlungen bei unterschiedlicher relativer Häufigkeit in verschiedenen Kulturen spricht dafür, dass ein beträchtlicher Teil der Aggressionshandlungen psychisch kranker Menschen ihren Ursprung in der Krankheit selbst hat. Sie sind dann Ausdruck oder Folge von Krankheitssymptomen in Form eines langfristig bestehenden systematisierten Wahns, der den späteren Tätern die unerschütterliche Überzeugung vermittelt, selbst an Leib und Leben bedroht oder aus anderen – krankhaften – Gründen zum Handeln gezwungen zu sein, oder sie sind, wie in der Familie, Ausdruck nicht bewältigter emotionaler Spannungen bei der gleichzeitig krankheitsbedingten verminderten Fähigkeit, schwierige Lebenssituationen zu meistern.

Daraus lässt sich folgende Schlussfolgerung ableiten: Die Gefahr von Gewalt oder Bedrohung seitens psychisch Kranker ist höher als in der Durchschnittsbevölkerung, aber Gewalt tritt nicht häufiger als bei bestimmten anderen sozialen Gruppen auf, etwa bei arbeitslosen Jugendlichen, bei Männern im dritten Lebensjahrzehnt oder bei Personen, die Alkohol oder Medikamente missbrauchen – und sie betrifft nicht alle psychisch Kranken in gleicher Weise, sondern in der Regel gut identifizierbare Einzelpersonen. Eine solche Relativierung ist notwendig, um das Risiko zu bewerten. Sie darf nicht dazu führen, die Gefahr von Gewalt oder drohender Gewalt vonseiten psychisch Kranker auf die leichte Schulter zu nehmen, hilft aber gleichzeitig, sie nicht zu überschätzen. Denn anders als aggressive Handlungen, die von »gesunden« Personen ausgehen, ist bei psychisch Kranken wirksame Prävention möglich.

Im Allgemeinen ist die Gefahr, wenn sie von psychisch kranken Menschen ausgeht, sogar leichter erkennbar als bei anderen Gewalttätern. In der Regel entwickelt sie sich nach und nach. Solche Gewalttaten sind also meist verhinderbar, weil sich die Krankheitssymptome behandeln lassen und weil auf der Grundlage etwa der Psychisch-Kranken-Gesetze der deutschen Bundesländer Maßnahmen zum Schutz der

Betroffenen und potenziell bedrohter Dritter getroffen werden können. Dies gilt sowohl für Aggressionshandlungen mittleren Ausmaßes, wie sie in der schwedischen Studie von Lindqvist berichtet wurden, als auch im Hinblick auf schwere Gewalttaten.
Mit anderen Worten: Eine Prävention von Gewalttaten psychisch kranker Menschen ist möglich, wenn sie mit der gebotenen Entschiedenheit durchgeführt wird. Wenn sich Gewalttaten ereignen, sollten solche Fälle über die verständliche Aktualisierung von Ängsten in der Bevölkerung hinaus dazu beitragen, dass gefährdete und gefährliche Kranke eine angemessene, rechtzeitige und kontinuierliche psychiatrische Behandlung erfahren. Dies ist möglich; und wenn es geschieht, kann das Risiko gefährlicher Taten mit großer Wahrscheinlichkeit auf ein Minimum verringert werden.
Gänzlich verfehlt wäre es, daraus die Forderung nach einer restriktiveren Psychiatrie abzuleiten. Niemand würde auf den Gedanken kommen, die undifferenzierte Einschließung aller jugendlichen Arbeitslosen oder aller jungen Männer zwischen zwanzig und dreißig zu verlangen. Eher würde man fordern, Maßnahmen gegen das Grundübel, die Arbeitslosigkeit, zu treffen, auch wenn dies schwer zu realisieren wäre. Analoges gilt für Menschen mit psychischen Störungen. Die Bekämpfung *der Krankheiten* ist das Ziel, nicht der Menschen, die unter ihnen leiden. Voraussetzung dafür ist ein solides Angebot an klinischen und ambulanten Behandlungs- und Nachsorgemöglichkeiten, die den Bedürfnissen der Kranken gerecht werden. Davon sind wir dreißig Jahre nach dem Beginn der Psychiatriereform immer noch weit entfernt.
Eines aber ist wichtig: Die gesicherten Befunde über die Art und die Häufigkeit von Aggressionstaten und Gewalthandlungen psychosekranker Personen rechtfertigen das Vorurteil von Unberechenbarkeit und besonderer Gefährlichkeit in keiner Weise.

Gemeindenahe Versorgung braucht eine Gemeinde, die sich sorgt

Die Behandlung und die Versorgung psychisch Kranker haben während der vergangenen Jahrzehnte große Fortschritte gemacht. Im Mittelpunkt der Psychiatriereform, die die Psychiatrieentwicklung in den

Vereinigten Staaten und in Westeuropa seit den sechziger Jahren kennzeichnet, stand die Verlagerung der Behandlung und der Betreuung der Kranken und Behinderten aus den klassischen Anstalten heraus »in die Gemeinde«. Ziel der Reform war es, die Ausgrenzung psychisch kranker Menschen zu überwinden.

Die Psychiatrie hat diesen Wandel mit großer Selbstverständlichkeit beschritten. Nur selten wurde die Frage gestellt, ob die Gemeinschaft der Gesunden bereit ist, die Risiken und Belastungen zu tragen, die mit dem vermehrten Leben sichtbar psychisch Kranker und Behinderter in ihrer Mitte verbunden sind. Es kann kein Zweifel bestehen, dass die neue Psychiatrie verständliche Bedürfnisse der Allgemeinheit nach Sicherheit und Schutz vor Belästigung weniger gut befriedigt als die klassische Verwahrpsychiatrie. Eine offene Psychiatrie, die die individuellen Freiheitsrechte der Betroffenen berücksichtigt, nimmt unliebsame Zwischenfälle in Kauf.

Nur Kranke, die Ausgang haben oder die entlassen sind, können Verkehrsunfälle verursachen oder in anderer Weise verunglücken. Nur sie können – wie Gesunde – betrunken auffallen, in eine Schlägerei geraten, vorsätzlich einen Schaden verursachen oder andere Menschen angreifen. Solche Zwischenfälle kommen vor. Psychisch Kranke sind keine besseren Menschen als psychisch Gesunde – aber auch keine schlechteren. Die Öffentlichkeit hat ein Recht auf Schutz und auf Sicherheit. Das gilt in besonderem Maße, wenn eine Gefahr bekannt und durch juristische Maßnahmen sanktioniert ist. Sie hat allerdings keinen Anspruch auf mehr Schutz vor Kranken als vor Gesunden. Die Frage nach der möglichen Gefährdung der Öffentlichkeit muss deshalb gerade angesichts spektakulärer, erschreckender Einzelereignisse auf einer rationalen Grundlage beharren. In diesem Zusammenhang sei daran erinnert, dass psychisch Kranke ein Recht darauf haben, in Würde und in Freiheit unter uns zu leben. Wulf Rössler und Hans Joachim Salize (1995) haben das auf den Punkt gebracht: »Gemeindenahe Versorgung braucht eine Gemeinde, die sich sorgt.«

Psychisch Kranke, die Medien und die öffentliche Meinung

Die Psychiatrie versucht seit ihren Anfängen, ihr Ansehen in der Öffentlichkeit zu verbessern und Vorurteile gegenüber psychisch Kranken zu mildern. Einer der frühen Sozialpsychiater, Max Fischer (1995) aus der legendären badischen Musteranstalt Illenau und Gründungsdirektor der Anstalt Wiesloch, wandte sich bereits 1912 mit einem aufrüttelnden Plädoyer an die Öffentlichkeit. Seither hat jede Generation von Behandelnden und Pflegenden Anstrengungen zur Überwindung von Vorurteilen und Diskriminierung gegenüber den ihnen anvertrauten Kranken unternommen – immer mit dem gleichen Ergebnis: Sie sind im Wesentlichen gescheitert. Das muss nicht daran liegen, dass solche Ansätze grundsätzlich sinnlos sind. Es kann auch an ihren Inhalten und ihrer Zielrichtung liegen – oder daran, dass sie die jeweilige Gesellschaft überfordern, etwa dadurch, dass sie moralisieren oder Ängste auslösen, statt aufzuklären. Das ist beispielsweise bei der frühesten wissenschaftlich kontrollierten Studie von Elaine CUMMING und John CUMMING (1957) in zwei kleinen Städten in Kanada geschehen, wo die Ängste und Vorurteile nach der Aufklärungskampagne größer waren als vorher – so groß, dass viele Einwohner sich am Schluss weigerten, mit den Wissenschaftlern zu reden. Es fällt auf, dass Phasen der Reform der Psychiatrie oder der psychiatrischen Versorgung regelmäßig mit verstärkter Öffentlichkeits- und Aufklärungsarbeit – und auch mit Vorurteilsforschung – verbunden waren. Zuletzt geschah das in Deutschland in Verbindung mit der Psychiatrie-Enquete. Damals hatte Wolfgang STUMME (1971, 1975) gemahnt, die Reformer sollten nicht so viel reden, sondern tun: die Anstalten öffnen, Tageskliniken und Ambulanzen gründen und vieles andere mehr. Und wenn sie redeten, sollten sie auf ihre Sprache achten: Insassen, Geisteskranke, Schwachsinnige – damals übliche Ausdrücke –, das ginge gar nicht! Außerdem müssten sie differenzieren: Sie behandelten nicht psychisch Kranke, sondern Menschen mit Depressionen, (schizophrenen) Psychosen, »Neurosen«, Abhängigkeitserkrankungen, Persönlichkeitsstörungen

mit jeweils unterschiedlichen Problemen und Bedürfnissen. Und während sie handelten, müssten sie versuchen, die Öffentlichkeit, insbesondere die Öffentlichkeit vor Ort, für ihr Tun zu gewinnen.
Ich kann mir gut vorstellen, dass viele Verantwortliche diese Forderungen beherzigten. Anders ist der verhältnismäßig reibungslose Ablauf des teilweise radikalen Wandels von der Verwahrpsychiatrie zur offenen gemeindenahen Behandlung innerhalb von weniger als dreißig Jahren kaum vorstellbar. Allerdings sei daran erinnert, dass in den siebziger Jahren im ganzen Land Aufbruchstimmung herrschte (der damaligen Bundeskanzler Willy Brandt forderte: »Reformen wagen!«).
Die Ursprünge der »Entstigmatisierungsbewegung« der vergangenen Jahrzehnte sind vermutlich vielfältiger als vorherige Versuche. Es spricht einiges dafür, dass sie mit der Schwerpunktverlagerung von der sozialen Reformpsychiatrie zur neurobiologisch determinierten »Hirnpsychiatrie« zu tun hat, die ja auch eine Art Reform ist. Der zentrale Slogan der von der Weltvereinigung für Psychiatrie (WPO) ins Leben gerufenen globalen Antistigmakampagnen hieß: »Psychische Krankheiten sind Gehirnkrankheiten« (so zum Beispiel in CORRIGAN u.a. 2004). Die massive finanzielle und ideologische Beteiligung verschiedener Pharmaproduzenten unterstreicht, dass es dabei auch um die Ausweitung der Klientel für deren Produkte geht, mindestens aber um die Akzeptanz der Medikamente.
Im Übrigen wird damit der Leitspruch einer früheren Reform wieder aufgenommen: »Geisteskrankheiten sind Gehirnkrankheiten«, sagte schon Wilhelm Griesinger in der Mitte des 19. Jahrhunderts, also an der Wende von der pädagogischen Psychiatrie zur Neuropsychiatrie – mit dem Unterschied, dass dies im wissenschaftsoptimistischen 19. Jahrhundert als Fortschritt verstanden werden konnte, weil es zu einer Entmystifizierung der psychischen Krankheiten beitrug. In der Gegenwart scheint sich eine solche Aussage unabhängig von ihrem Wahrheitsgehalt in ihrer ganzen Härte eher als Bumerang zu erweisen. Der Londoner Sozialpsychiater Stefan PRIEBE (2005) wies in einer Debatte mit Recht darauf hin, dass sich die Annahme, die Öffentlichkeit würde aufgrund dieser Erklärung eine positive Haltung gegenüber psychisch kranken Menschen einnehmen, als Illusion erwiesen habe. Die Promoter in dieser plumpen Verkürzung haben offenbar nicht bedacht, welche Assoziationen die Menschen mit dem Begriff der Gehirnkrankheiten verbinden, welche Änderungen an die unseligen Vererbungs-

ideologien der Vergangenheit sie wachrufen und auf welche Weise sie neue Schuldzuweisungen fördern. Dies mag einer der Gründe sein, weshalb die großen Kampagnen kaum Spuren hinterlassen haben. Der Zeitgeist mag neurobiologische Krankheitsvorstellungen begünstigen, aber daraus zu folgern, wir hätten es mit kranken Gehirnen zu tun, die man nur mit Medikamenten behandeln müsse, löst auch heute noch eher Ressentiments als Zustimmung aus.

Die öffentliche Meinung

Die öffentliche Meinung erweist sich immer wieder als sehr festgefügt. Man kann an ihr rütteln, sie aber praktisch nicht verändern. Sie ist empfänglicher für schlechte Nachrichten als für gute; und die Medien liefern ihr, was sie von ihr verlangt – oder auch andersherum: Die Massenmedien prägen erheblich unsere Vorstellungen, was sich als gegenseitige Verfestigung von Erwartungen in unserer Kultur verstetigt. Das war tendenziell zur Wende des vorletzten Jahrhunderts nicht anders als heute und das wird vermutlich in hundert Jahren immer noch so sein. Nur die Medien haben sich verändert und verändern sich seit der Erfindung des Internets rasant, werden immer präsenter. Sie sind schneller und durch ihren Bilderreichtum eingängiger und emotionaler aufgeladen als früher. Vor allem aber sind Bilder und Nachrichten globalisiert. Was immer irgendwo auf der Welt geschieht, wird am Tag darauf zur Schlagzeile, oft noch am gleichen Tag, zum bewegten Bild in den Abendnachrichten.

Wer kennt nicht die ungezählten Darstellungen psychisch kranker Menschen in Film und Fernsehen, die nur wenig mit der Wirklichkeit der Krankheiten zu tun haben, aber sehr wohl geeignet sind, die Vorstellung von der Unberechenbarkeit und Gefährlichkeit psychisch Kranker zu festigen. Die Bild der Gewalt von Film und Fernsehen ist erdrückend. Der Mörder ist immer der Gärtner, hieß es früher einmal. Heute ließe sich das zwanglos abwandeln in: Der Mörder ist immer psychisch krank – oder doch *fast* immer.

Es fragt sich, was wir dem – fachlich – entgegenzusetzen haben. Es fragt sich, wie weit es überhaupt möglich ist, dem etwas entgegenzusetzen. Ich habe da meine Zweifel. Die Vereinigungen der Angehörigen und der Psychiatrie-Erfahrenen können das genauso wenig wie die der Fachleute – zumindest nicht kurz- oder mittelfristig. Immer wieder höre ich: Aber es müsste doch möglich sein! Es müsste doch beispielsweise möglich sein, eine psychosekranke Figur mit positivem Image in einer Vorabendserie zu platzieren. Aber es scheint nicht zu gehen, denn es ist bereits wiederholt versucht worden, zum Beispiel in *Hagedorns Tochter*, einer Serie über eine Hamburger Kaufmannsfamilie, oder in den *Aubergers*, einer bayerischen Familienserie. In beiden geschah, was immer geschieht, wenn sich bestimmte Figuren nicht als Publikumslieblinge erweisen: Sie wurden aus der weiteren Serie herausgeschrieben – und zwar in beiden Fällen durch Suizid! Das heißt nicht, dass wir gar nichts tun können, aber wir müssen wissen, worauf wir uns einlassen, wenn wir es versuchen.

Wer hat die Definitionsmacht über Krankheit und Gesundheit?

Bevor wir uns empören, sind wir gut beraten, zu einer anderen Frage zu kommen: Wer hat denn überhaupt die Definitionsmacht über seelische Gesundheit und psychische Krankheit? Sind wir das, die wir in der psychiatrischen Versorgung arbeiten? Sind es die Kranken selbst und ihre Angehörigen? Oder ist es vielleicht doch die öffentliche Meinung, repräsentiert durch die Medien? Ulrike HOFFMANN-RICHTER (2000) hatte gewiss gute Gründe, ihrem Buch *Psychiatrie in der Zeitung – Urteile und Vorurteile* folgendes Zitat von Niklas Luhmann voranzustellen:

» Was wir über unsere Gesellschaft, ja über die Welt, in der wir leben, wissen, wissen wir durch die Massenmedien [...]. Andererseits wissen wir so viel über die Massenmedien, dass wir diesen Quellen nicht trauen können. Wir wehren uns mit einem Manipulationsverdacht, der aber nicht zu nennenswerten Konsequenzen führt, da das den Massenmedien entnommene Wissen sich wie von selbst zu einem selbstverstärkenden Gefüge zusammenschließt « (LUHMANN 1996).

Wenn das so ist, stellt sich nicht in erster Linie die Frage nach der Legitimität dieser Medien, sondern nach ihrer Macht, die zugleich unsere Ohnmacht ist.

Der kanadische Sozial- und Psychiatriehistoriker Edward SHORTER (1994) hat den Medien in Verbindung mit dem »Schwinden der ärztlichen Autorität« schon vor einiger Zeit in seinem Buch *Moderne Leiden* ein besonderes Kapitel gewidmet. »Seit Beginn der wissenschaftlichen Medizin«, schreibt er, »akzeptieren die Patienten im Großen

und Ganzen die von den Ärzten vorgegebenen Paradigmen [...] als die ihrigen. Zum Ende des 20. Jahrhunderts hat sich die Sachlage dahin geändert, dass die Autorität der Massenmedien dem, was einst ärztliche Autorität hieß, mit Erfolg den Rang streitig zu machen begonnen hat. Die gegenwärtig herrschenden medizinischen Paradigmen gehen in den medial kanalisierten Wortfluten von Interviews mit ärztlichen Schwarmgeistern und herzergreifenden Patienten-Passionsgeschichten sang- und klanglos unter.« Shorter hat diese Sätze geschrieben, als es noch kein Internet gab!
Vor diesem Hintergrund kann es geschehen, dass sich eine Kluft auftut zwischen der medizinischen Lehrmeinung und der öffentlichen Meinung. Das kann so weit gehen, dass medizinisches Wissen und allgemeines gesellschaftliches Wissen von Krankheit und Gesundheit nicht mehr miteinander in Einklang zu bringen sind. In der Psychiatrie dürften Matthias Angermeyers (1993) Umfrageergebnisse zur »richtigen« Behandlung von Schizophrenie und Depression das bekannteste Beispiel dafür sein: Für die Fachleute sind Neuroleptika und Antidepressiva zumindest in der Akutbehandlung die Mittel der Wahl. Für die Öffentlichkeit sind es Psychotherapie, Entspannung, Naturheilmittel und erst danach – gleichauf mit Yoga und Akupunktur – Psychopharmaka. Diese Daten sind zwar zwei Jahrzehnte alt. Ich fürchte aber, dass zwei Jahrzehnte neurobiologischer Forschung daran nichts geändert haben. Solche Diskrepanzen sind vermutlich viel häufiger, als wir das ahnen. Sie sind einer der Gründe für die zunehmenden Schwierigkeiten der Verständigung zwischen der Medizin und ihren Klienten und für die Abkehr zahlreicher Menschen von der Schulmedizin hin zu alternativen Verfahren.

Kluge Fachleute – dumme Öffentlichkeit?

Wenn es so ist, dass die medizinisch-psychiatrisch Tätigen gleichsam wissenschaftlich untermauerte Minderheitsmeinungen vertreten, dann läuft etwas falsch; und dann stellt sich auch die Frage, ob die Aufklärung der »dummen« Öffentlichkeit durch kluge Fachleute der richtige und Erfolg versprechende Weg sein kann. Die Psychiatrie hat diesen Weg in den vergangenen Jahrzehnten im Rahmen der globalen Anti-

stigma-Kampagnen beschritten. Sie hat dabei immer wieder vorausgesetzt, der Grund für die geringe Akzeptanz psychiatrischer Lehrmeinungen in der Öffentlichkeit sei mangelndes Wissen (die emotionale Seite ist in solchen Kampagnen weitgehend ausgeklammert worden). Dem steht entgegen, dass die Ablehnung sogenannter schulmedizinischer Verfahren – beispielsweise der Pharmakotherapie bei schizophrenen Psychosen – mit höherem Bildungsstand zunimmt.
In diesem Zusammenhang ist es besonders bemerkenswert, dass eine australische Umfrage gezeigt hat, dass die Vorbehalte von Psychiaterinnen und Psychiatern gegenüber Schizophreniekranken – beispielsweise im Hinblick auf potenzielle Unberechenbarkeit und Gefährlichkeit – größer sind als die der übrigen Gesellschaft (siehe SARTORIUS 2001; NORDT u.a. 2006). Solche Feststellungen lassen zumindest die Frage aufkommen, an wen sich die Antistigma-Kampagnen wenden sollen. Offenbar ist die Kommunikation der Psychiatrie mit der Öffentlichkeit gestört. Das kann, muss aber nicht an der Öffentlichkeit liegen. Das kann, muss aber nicht an den Medien allein liegen. Es lohnt sich, einen Blick auf die besondere Situation der Menschen zu werfen, die in der psychiatrischen Versorgung arbeiten.
Der englische Medizinsoziologe Mervin SUSSER (1969, 1985) hat vor Jahrzehnten einmal darauf verwiesen, dass sie in völlig anderer Weise als ihre Kollegen in Chirurgie und Innerer Medizin mit jenen Patientinnen und Patienten konfrontiert seien, bei denen die Therapie langfristig scheitere: Bei den somatischen Fachkollegen verdecke der grüne Rasen ihre Misserfolge. Für die in der Psychiatrie Tätigen würden diese Patienten zur Hauptklientel, für die sie nicht selten jahrzehntelang sorgen müssten. Das ändert die Einstellung zur Frage nach der »Heilbarkeit« und zur Langzeitperspektive des Verlaufs erheblich. Solche Realitäten sind nicht geeignet, den Optimismus des involvierten Fachpersonals zu steigern. Denn ihre Therapieerfolge – die sind die Mehrzahl – bekommen sie selbst anschließend selten zu sehen, denn wegen der Vorurteile und der Stigmatisierung meiden die Patienten nach erfolgreicher Therapie jeglichen Kontakt mit der Psychiatrie. Das ist gemeint, wenn davon gesprochen wird, psychiatrisch Tätige sähen immer nur die negativen Verläufe und hätten deshalb auch ein negatives Bild von den Behandlungsmöglichkeiten – und das ist einer der Gründe, warum jeder Klinikpsychiater auch ambulant arbeiten sollte.

Wir tun gut daran, uns zunächst einmal an die eigene Nase zu fassen und zu überlegen, was denn die Kommunikation zwischen Psychiatrie und Öffentlichkeit (und zwischen Öffentlichkeit und Psychiatrie) stört. Gewiss haben wir es mit einem grundsätzlichen Problem zu tun. Wir – die Psychiater und andere Berufsgruppen – können die Kranken nicht beliebig der Öffentlichkeit vorführen. Wir können nicht nach dem beliebten Vorher-nachher-Schema demonstrieren, wie krank sie am Anfang waren und wie gesund sie durch unsere Behandlung geworden sind. Die Kranken und ihre Krankheit sind stigmatisiert. *Das* ist ja unser Problem.
Genauso wichtig ist die unbestreitbare Tatsache, dass die Psychiatrie selbst zwiespältig und in sich zerrissen ist, dass sie mit so vielen Zungen sehr viele unterschiedliche Haltungen und Meinungen, Urteile und Vorurteile verkündet, dass selbst eingeweihte es schwer haben, sich zurechtzufinden: So konkurrieren zwei geltende Diagnosesysteme – die ICD und das DSM – und die stetig anstehenden Revisionen beider, während die Vorgängerversionen dieser Systeme in den Köpfen vieler Fachpersonen oft präsenter sind als die neuen. So ist die fast vollständige Streichung der Neurose als diagnostische Kategorie im Alltag nur begrenzt akzeptiert worden. Aber nicht nur das: Es gibt die biologische, die psychologische und die soziale Psychiatrie. Es gibt die Psychoanalyse und die Verhaltenstherapien (und viele andere mehr); es gibt ein medizinisches, psychologisches und soziales Krankheitsverständnis. Bei einer solchen Aufzählung unterschlage ich noch, dass das *und* häufig durch ein *gegen* ersetzt werden könnte, denn ein integratives Gesamtmodell existiert nicht, vielfach herrschen eher die gegenseitige Abwertung und Infragestellung.
Was soll die Öffentlichkeit damit anfangen, wenn eine starke Minderheit der Psychiaterinnen und Psychiater in einer pharmagestützten Kampagne mit dem Ziel einer besseren Schizophrenietherapie apodiktisch verkündet: »Schizophrenie ist eine Gehirnkrankheit«? Was ist davon zu halten, wenn andere nach wie vor verkünden, Schizophrenie sei unheilbar, ohne zu vermerken, dass zwischen der Behandelbarkeit und Heilbarkeit (siehe Diabetes) ein Unterschied besteht? Was ist davon zu halten, wenn die Anschuldigung der Eltern als Krankheitsverursacher bei den Vertretern bestimmter psychodynamischer und systemischer Richtungen der Psychotherapie immer noch durchschimmert? Was schließlich ist davon zu halten, wenn Vertreter biologischer und

psychodynamischer, wissenschaftlicher und praktischer Richtungen unentwegt Grabenkämpfe führen, von denen die Öffentlichkeit nur versteht, dass die Herren beziehungsweise die Damen und Herren sich streiten und sich das Fach selbst ja nicht mal einig ist?
Es sei eingeräumt, dass psychiatrische Zusammenhänge komplex sind und wir über viele Krankheiten viel zu wenig wissen. Aber diese Komplexität lässt sich nicht durch einseitige Vereinfachung reduzieren, ohne dass die Glaubwürdigkeit der gesamten Disziplin leidet. Etwas anderes kommt hinzu: Angehörige und Psychiatrie-Erfahrene haben ihre eigenen Krankheitstheorien, ihre eigenen Vorstellungen davon, wie das Leiden entstanden ist und wie es am besten behandelt wird. Da bestehen zum Teil große Differenzen zu den gültigen medizinischen Lehrmeinungen. Aber die Vorstellungen von Kranken und Angehörigen haben ihre je eigene Realität. Die Medizin muss sich damit konfrontieren, um eine halbwegs tragfähige Behandlung zu ermöglichen – aber auch um eine gemeinsame Haltung gegenüber Vorurteilen, Diskriminierung und Stigmatisierung zu entwickeln.

Keine pädagogischen Anstalten

Einen Teil des prekären Bildes der Öffentlichkeit von den psychisch Kranken – vielleicht auch von der Psychiatrie selbst – bewirken die psychiatrisch Tätigen durch ihr Auftreten nach innen und nach außen. Das gilt für die Gegenwart. Und es gilt noch mehr für die Vergangenheit. Allgemein heißt es, medizinische Lehrmeinungen von gestern seien Vorurteile von heute. Ich habe diesem Phänomen ein ganzes Kapitel zur Entwicklung von Lehrmeinungen gewidmet. Für keine medizinische Disziplin ist das zutreffender als für die Psychiatrie: Es muss doch Gründe dafür geben, dass die psychisch Kranken über hundert Jahre in bewehrten Festungen auf dem Lande untergebracht und abgesondert wurden – oder etwa nicht? Die Lehre von der »schizophrenogenen Mutter« kann doch nicht einfach aus der Luft gegriffen worden sein – oder etwa doch? Und schließlich: Dass immer noch Kranke auf geschlossenen Abteilungen untergebracht sind, ist doch ein Beweis für die Unberechenbarkeit und die Gefährlichkeit der psychisch Kranken – oder etwa nicht?

Wie gehen wir mit der Komplexität der Sachverhalte und der Widersprüchlichkeit der Haltungen und Meinungen innerhalb der Psychiatrie um? Ich weiß keine Antwort. Ich habe im Rahmen meiner wissenschaftsjournalistischen Tätigkeit an einer Reihe von Pressekonferenzen teilgenommen, die für die beteiligten Journalisten je nach Mentalität Anlass zu Hohngelächter oder zu Verzweiflung waren: widersprüchliche Aussagen zu Krankheit und Versorgung; durchsichtige Interessenvertretung der psychiatrisch Tätigen für sich und ihre Institutionen (wahlweise auch für die Pharmaindustrie); wenig verständliche Statements über Krankheiten und Kranke und vieles andere mehr.

Unter solchen Voraussetzungen hat es wenig Sinn, uns über die Massenmedien zu erregen. Massenmedien sind keine pädagogischen Anstalten. Sie sind profit- oder kundenorientiert oder beides. Wissensvermittlung ist das Privileg elitärer Organe auf wenig gelesenen Wissenschaftsseiten oder in wenig gehörten oder gesehenen Wissenschaftsmagazinen in Rundfunk und Fernsehen. Der Alltag der populären Medien sieht anders aus. Da ist es das mehr oder weniger sensationelle Ereignis, das Interesse erregt. Das ist der Grund, weshalb sich die Darstellung psychischer Krankheiten in den Lokalteilen der Zeitung fast ganz auf die Gerichts- und Verbrechensberichterstattung reduziert und weshalb die Darstellung psychisch Kranker im Feuilleton vorzugsweise ein diffuses Gruseln transportiert.

Die Frage ist nicht, ob wir das ändern können oder nicht. Wir können es nicht. Die Frage ist vielmehr, was das bewirkt und was wir gegebenenfalls dagegenhalten können. Über das, was Massenmedien transportieren, liegt mittlerweile eine Reihe von internationalen und nationalen Forschungsergebnissen vor (etwa HOFFMANN-RICHTER 2000). Über das, was sie bewirken, wissen wir nach wie vor wenig. Wenn Niklas Luhmanns Satz richtig ist, dass wir alles, was wir wissen, aus den Massenmedien wissen, müssen wir damit rechnen, dass das Bild der Öffentlichkeit von den psychisch Kranken weitgehend von diesen Medien bestimmt und geprägt wird. Das sind erschreckende Perspektiven, weil die Boulevardisierung dieser Medien mit Siebenmeilenstiefeln fortschreitet. Was das Internet bringt, bleibt nach wie vor abzuwarten.

Aber es kann sein, dass dies für den Alltag weniger bedeutsam ist, als wir annehmen. Es kann sein, dass die meisten Menschen zwar ein Bild von psychisch Kranken mit sich herumtragen, das durch den letzten *Tatort*,

den *Mentalist*, die vielen *CSIs* oder den letzten *Bild*-Bericht über einen angeblichen oder tatsächlichen schizophrenen Mörder bestimmt ist. Es kann aber auch sein, dass dieses keine oder fast keine Bedeutung für ihre Beziehung zu den psychisch kranken Menschen hat, denen sie in ihrem Alltag begegnen. Diese erinnern in nichts an das Bild, das sie aus Zeitung und Fernsehen mitgenommen haben. Dennoch ist das massenmediale Bild wirksam. Gerade weil es so konkret anders ist, gerade weil es nicht jenem Menschen entspricht, den man in Familie und Freundeskreis begegnet, ist der Fantasie Tür und Tor geöffnet, können sich Angst und Schaudern, bizarre und unheimliche Vorstellungen ausbreiten. Auf diese Weise kommt es zu einer Spaltung der Wahrnehmung. Der nette Nachbar, von dem man weiß, dass er psychisch krank ist, hat nichts mit dmn abstrakten Geisteskranken zu tun, wie er in den Medien erscheint und gegen den weiterhin die Vorurteile gepflegt werden und der ohne Schuldgefühle diskriminiert wird. Der Unbeteiligte mag die betroffenen Menschen bedauern, aber er bleibt überzeugt davon, dass bestimmte Maßnahmen zu ihrer Kontrolle für die öffentliche Sicherheit und Ordnung sowie für ein geregeltes Zusammenleben unabdingbar sind.
Solche Spaltungen zwischen persönlichen Erfahrungen in der eigenen Umgebung und der öffentlichen Wahrnehmung sind typisch für den Umgang mit Vorurteilen, Diskriminierung und Stigmatisierung. Es sei daran erinnert, dass die meisten Menschen im Dritten Reich nichts gegen ihre jüdischen Nachbarn hatten. Zugleich war die nationalsozialistische Gräuelpropaganda äußerst wirksam. Entsprechend müssen wir damit rechnen, dass das von den Medien vermittelte Bild der psychisch Kranken in der Öffentlichkeit gesellschafts- und gesundheitspolitisch wirksam ist.
Und dennoch: Wir können etwas tun! Ist meine Analyse bis hierher allzu pessimistisch? Ich weise das weit von mir. Diese Analyse ist *realistisch*. Das weiß ich nach vierzig Jahren Medienarbeit (in Rundfunk, Fernsehen, Tageszeitungen, Zeitschriften, als Berater von Journalisten und als Vortragsreisender). Ich bin überzeugt davon, dass es keinen Grund gibt, resigniert die Hände in den Schoß zu legen. Richtig ist, dass gesellschaftliche Haltungen und Meinungen (und Vorurteile) nicht durch psychiatrische Öffentlichkeitsarbeit allein – und gewiss nicht durch Antistigma-Kampagnen – zu verändern sind.
Dennoch befindet sich das Bild der Psychiatrie, der psychisch Kranken und ihrer Krankheiten in der Öffentlichkeit in Bewegung, in ei-

ner Art Fließgleichgewicht, das auf langfristigen Wandel angelegt ist. Es kommt darauf an, auf die Richtung dieser Bewegung Einfluss zu nehmen, auch wenn das ein mühsames Geschäft ist. Deshalb ist unser Selbstbild ebenso von Bedeutung wie das Bild von den psychisch Kranken und ihren Erkrankungen, das wir nach außen vermitteln. Wichtig ist die kontinuierliche Arbeit vor Ort, sind Gespräche mit Nachbarn und Freunden, ist konkrete Aufklärungsarbeit in der Nachbarschaft von psychiatrischen Institutionen, ist die Öffnung der Institutionen für die Bürger, ist die realistische Präsentation der Psychiatrie, der Kranken, der Angehörigen und deren Lebenswirklichkeit in der Öffentlichkeit. Dabei ist eine gewisse Bescheidenheit geboten. Klar, wir würden gerne die Gesellschaft zu einer besseren machen. Realistisch aber sind Veränderungen in den Mikrowelten, in denen wir leben.

Das soll uns nicht daran hindern, aktive Medienarbeit zu leisten: im Internet, in Szene-Zeitungen und -Zeitschriften, in und mit der Lokalpresse und den Lokalradios. Dazu hat – fast – jeder Zugang. Zwar haben viele psychiatrische Institutionen ihre Medienbeauftragten. Leider aber haben die nicht selten ein Problem mit ihrer Authentizität, weil sie die Interessen ihrer Auftraggeber vertreten müssen. Der Zugang zu überregionalen Medien ist schwerer, aber nicht unmöglich. Wenn man ihn behalten will, ist das »Knochenarbeit«. Leichter ist es, journalistische Profis zu beraten. Das funktioniert aber nur, wenn man ihnen nichts vormacht und die eigenen Meinungen auch als solche deklariert. Kontraproduktiv ist es, wenn eine Tagung zu den Entwicklungstendenzen der Psychiatrie, wie Margret Osterfeld (2013) berichtet, unmittelbar nach Erscheinen einer konstruktiv-kritischen *Spiegel*-Titelgeschichte von den »habilitierten Meinungsführern der Tagung« dazu missbraucht wird, ein »Klagelied darüber anzustimmen, [...] wie ungerecht sie, die armen Psychiater, von den Medien behandelt würden« (ebd., S. 13).

Als Menschen, die in der psychiatrischen Versorgung tätig sind, sind wir als Allererstes aufgerufen, Ordnung im eigenen Haus zu schaffen. Ich werde das in den nächsten beiden Kapiteln darzustellen versuchen. Zugleich können wir im Zusammenwirken mit Betroffenen und Angehörigen, auch auf der Ebene der Selbsthilfe, dort Einfluss nehmen, wo wir als Personen intervenieren können.

Vorurteile von heute sind Lehrmeinungen von gestern

Die moderne Medizin versteht sich als naturwissenschaftliche Disziplin. Das hat sie nicht vor Irrwegen mit verheerenden Konsequenzen bewahrt. Sie erinnert sich nur ungern daran, dass Millionen Menschen im Namen der Wissenschaft im Sinne einer »Fokussanierung« ihrer Mandeln und oft auch sämtlicher Zähne und Millionen von Frauen ihrer Gebärmutter beraubt wurden und Abermillionen Mägen verstümmelt wurden. Als man vor knapp einer Generation herausfand, dass Magengeschwüre bakteriell bedingte Erkrankungen sind – und nicht Managerkrankheiten –, herrschte zunächst ungläubiges Staunen. Eher sang- und klanglos verlor die psychosomatische Medizin ihre vier Haupterkrankungen: die Colitis ulcerosa, den Morbus Crohn, die Anorexia nervosa und das Asthma – mit Wahrscheinlichkeit alle Autoimmunerkrankungen, verständlicherweise mit massiver psychischer Überlagerung.

Die Medizin ist geneigt, die psychologischen und gesellschaftlichen Auswirkungen solcher drastischer Zusammenbrüche scheinbar gesicherter Erkenntnisse auszublenden oder zu verdrängen. Sie zeigt auch wenig Bereitschaft, der erstaunten Öffentlichkeit die Hintergründe solcher zum Teil dramatischer Entwicklungen zu erklären. Sie erwartet schlicht von der Allgemeinheit, ihr Bild von der Medizin an die neuen Gegebenheiten anzupassen und als Fortschritt zu begrüßen. Dabei ist es seit hundert Jahren gesichertes soziologisches Wissen, dass technische und wissenschaftliche Umwälzungen oft erst mit Verzögerung und unter großen Schwierigkeiten gesellschaftliche Akzeptanz erlangen und erst dann den notwendigen sozialen und kulturellen Wandel nachvollziehen (das schrieb schon Ogburn 1922).

Allgemeine Verunsicherung

Auf diese Weise entsteht ein sozialer Raum der allgemeinen Verunsicherung, in dem Menschen sich oft an überkommenen Überzeugungen und Werten festhalten, um die gesellschaftliche Orientierung nicht zu verlieren. Das Ergebnis sind dann gegebenenfalls Vorurteile, die einige Jahre zuvor noch Lehrmeinungen waren. Für Kranke mit länger andauernden Leiden ist das besonders schwierig. Sie alle haben subjektive Krankheitskonzepte, die mit jenen der Mediziner mehr oder weniger übereinstimmen. Für sie ist es besonders schwierig, sich plötzlich neu zu orientieren, zumal sich diese Neuorientierung unter Fachleuten auch nicht von heute auf morgen vollzieht und fast immer von heftigen Kontroversen begleitet ist.
Die Psychiatrie hat den Kranken – und der Öffentlichkeit – während des ganzen 20. Jahrhunderts besonders viele drastische Kehrtwenden zugemutet. Am Anfang waren es die Degenerationslehre und die Erbbiologie – mit den bekannten furchtbaren Folgen im Dritten Reich. Nach dem Krieg waren es sozialwissenschaftliche Theorien, die im Konzept von der »schizophrenen« Mutter gipfelten. In den siebziger Jahren folgte die »Vulnerabilitäts-Stress-Theorie«, die auch deshalb breite Akzeptanz fand, weil sie offen ließ, ob die unterstellte Verletzlichkeit nun biologisch oder psychologisch zu verstehen sei.
Bei den Therapien folgten auf Schocktherapien und Hirnverstümmelungen durch Leukotomien die Neuroleptikatherapie einschließlich einer Phase der Hochdosierung und, parallel dazu, die Kontroverse um die Psychosenpsychotherapie. Die Versorgung schließlich entwickelte sich von der selbstverständlichen Verwahrung in geschlossenen Anstalten zur offenen ambulanzorientierten gemeindenahen Psychiatrie.
Anselm Strauss (1964) spricht in diesem Zusammenhang von widerstreitenden psychiatrischen Ideologien, die ein weites Feld abstecken: zwischen Unheilbarkeitsmythen und dem »Ende der Unheilbarkeit« durch »Recovery«, der Verleugnung von Psychosen als Krankheiten (»Schizophrenie ist ein von Eugen Bleuler erfundenes Wort«; Szasz 1976) und der Entlarvung der chronischen Schizophrenie als Artefakt (Ciompi 1980); zwischen der Überschätzung der Medikamente und ihrer Verdammung; aber auch für die Einschätzung der Kranken als

»unberechenbar und gefährlich« und deren Leben als nicht wirklich lebenswert.

Diese Darstellung ist unvollständig. Aber sie reicht aus, um zu zeigen, dass es für die Öffentlichkeit, insbesondere aber für die von psychiatrischen Theorien Betroffenen, kaum möglich ist, sich ein ausgewogenes Urteil zu bilden.

Und wenn das so ist, ist der Markt insbesondere für Anbieter von »einfachen« Lösungen offen. Das ist ein idealer Nährboden für die Entwicklung von Vorurteilen. Die müssen genauso wenig von Dauer sein wie die zugrunde liegenden Lehrmeinungen. Aber sie können verheerende Wirkungen haben wie die Erbbiologie in den zwanziger und dreißiger Jahren oder, in anderer Weise, die Lehre von der »schizophrenogenen« Mutter. Man täusche sich nicht, solche Entwicklungen wiederholen sich. Deshalb will ich versuchen, die Geschichte von der »schizophrenogenen« Mutter nachzuzeichnen. Es wird heute oft vergessen, dass dahinter einmal – jenseits des Schlagworts – ein scheinbar wohlbegründetes wissenschaftliches Konzept stand, das hoffnungsvolle psychotherapeutische Perspektiven versprach.

Die sozialpsychologische Wende psychiatrischen Denkens

Ich selbst kann behaupten, ich sei dabei gewesen, als sich eine radikal neue Interpretation der Beziehung von *Schizophrenie und Familie* anschickte, das Denken einer ganzen Generation von jungen, für neue Ideen aufgeschlossenen Psychiatern und Psychotherapeuten zu verändern – auch das meine. Meine soziologische Vorbildung hatte dabei ebenso Schrittmacherfunktion wie ein Besuch bei Ronald D. Laing im Oktober 1968 in London. Ich hatte Gregory Bateson, Don D. Jackson und John H. Weakland gelesen, vor allem aber die Schriften von Theodore Lidz. Die langen Gespräche mit Laing hatten meine verbliebene Skepsis weggewischt: endlich eine Perspektive, die mit dem Unheilbarkeitsmythos der Erbbiologie aufräumte! Endlich ein Weg zum psychotherapeutischen Zugang zu Psychosen und zur sozialpsychiatrischen Intervention durch Veränderung des Familienmilieus.

Der Plan zu meinem sozialpsychiatrischen Seminar für das Wintersemester 1969/1970, den ich vor meinem Studienaufenthalt in London im Sommer und Herbst 1969 erstellte und verschickte, reflektiert meine Begeisterung für das neue Konzept. Entgegen meiner ursprünglichen Absicht entwickelte ich den Plan jedoch nicht bei Laing in Kingsley Hall, sondern in der Tagesklinik des Maudsley Hospital. Meine dortigen Gesprächspartner, vor allem der Kliniker Douglas Bennett, der Psychiatriesoziologe George Brown und der Sozialpsychiater John Wing hatten wenig Mühe, mich von den wissenschaftlichen Schwächen dieses Konzepts der Hoffnung zu überzeugen. Als ich nach Tübingen zurückkam, war ich vorsichtiger geworden. Aber ich hatte größte Mühe, meine Seminarteilnehmer von meiner Desillusionierung zu überzeugen, zumal gerade im Suhrkamp Verlag der berühmte Band *Schizophrenie und Familie* (Bateson u. a. 1969) mit all jenen faszinierenden Texten erschienen war, an denen ich nunmehr zweifelte. Damals war ich ziemlich bedrückt. Aber aus der Rückschau war das einer der wichtigsten Schritte meiner sozialpsychiatrischen Entwicklung. So verfolgte ich von da an die Ausbreitung des neuen Denkens mit Faszination und Skepsis.

Die Erfindung der »schizophrenogenen Mutter«

Seit den vierziger Jahren waren die Familie und die Art und Weise des Zusammenlebens ihrer Mitglieder in den Blickpunkt der neuen soziodynamischen Schizophrenieforschung geraten. Spätestens in den frühen sechziger Jahren glaubte man die Wurzeln der Schizophrenie gefunden zu haben. Die psychodynamische Erforschung und Aufarbeitung förderte reichhaltiges Material zutage, das die Entstehungsursachen dieser Störungen in der Familie lokalisierte. Die Beziehungen des Patienten zu Vater und Mutter, die Geschwisterkonstellationen, selbst die Großeltern stellten danach konstituierende Bedingungen psychischer Erkrankungen dar. Dabei stand das Verhalten der Mütter ganz im Vordergrund.

Das Wort von der »schizophrenogenen« Mutter ist die unerwünschte Begleitwirkung einer bedeutenden psychiatrischen Pionierleistung: des frühen Versuches, Schizophreniekranken mit psychotherapeutischen Verfahren zu helfen. Kaum jemand hat sich um die Psychotherapie Schizophreniekranker so verdient gemacht wie die deutsch-amerikanische Psychoanalytikerin Frieda Fromm-Reichmann, die damals als Psychoanalytikerin an der renommierten amerikanischen Privatklinik Chesnut Lodge arbeitete – als Dr. Fried wurde sie in Hannah Greens Roman *Ich hab dir nie einen Rosengarten versprochen* zur Legende. Ihre Schriften zur Psychosenpsychotherapie sind heute noch aktuell. Und doch hat Frieda Fromm-Reichmann – gewiss ungewollt – unermessliches Leid über ungezählte Familien mit schizophreniekranken Angehörigen gebracht. Sie ist die Schöpferin des Unworts »schizophrenogene Mutter« (1948), das rasch von zahlreichen anderen Autoren aufgegriffen wurde.

Es war nicht nur graue Theorie, die zu der Schuldzuweisung an die Mütter führte. Es waren handfeste – aber einseitig interpretierte – Beobachtungen. Die Beziehung zwischen Mutter und schizophreniekrankem Kind sei nicht »normal«, stellte die frühe psychiatrische Familienforschung fest. Der naheliegende Einwand, dass das Zusammenleben mit einem psychisch kranken Angehörigen so belastend und so schwierig sein kann, dass »normaler« Umgang auch kaum vorstellbar ist, wurde damals nicht beachtet. Die Begeisterung darüber, was die psychodynamische Psychiatrie in kurzer Zeit geschafft hatte, woran die naturwissenschaftliche Psychiatrie ein Jahrhundert lang gescheitert war – nämlich die Ursache der Schizophrenie zu entschlüsseln –, war allzu verführerisch. Vor allem Veröffentlichungen der Forschungsgruppen um Theodore Lidz, Yale, und Gregory Bateson, Palo Alto, die mit den Begriffen der »Doppelbindung« (Bateson) und »Pseudo-Gemeinschaft« (Lidz) seit den frühen fünfziger Jahren zwei weitere Schlüsselworte beisteuerten, trugen zur raschen Verbreitung der neuen Theorie bei.

Wissenschaftlich waren die Forschungen zu Schizophrenie und Familie vor allem aus zwei Gründen anfechtbar: Zum einen unterblieb die Untersuchung von Kontrollgruppen, also von Familien ohne schizophrene Mitglieder; zum anderen wurde die Schizophreniediagnose bis in die siebziger Jahre hinein in den Vereinigten Staaten doppelt so häufig gestellt wie in Westeuropa. Es gibt deshalb gute Gründe anzunehmen, dass die Hälfte der in den großen amerikanischen Studien untersuchten Familien gar keine schizophreniekranken Mitglieder hatte.

Nach der Identifikation als Sündenbock wurde die »schizophrenogene« Mutter rasch zur Unperson. Damals berühmte Bücher von ROSEN (1953) und HILL (1955; deutsch 1958), JACKSON (1960), BATESON (1983) und eine Unzahl von Aufsätzen sorgten für die gehörige Verbreitung. Eines der größten Forschungsprojekte über Schizophrenie und Familie unter Federführung von Theodore Lidz, dessen wesentlichste Ergebnisse bereits 1959 in einem Doppelheft der *Psyche* in deutscher Sprache veröffentlicht wurden, schien die Lehre von der Schuld der Mutter abschließend wissenschaftlich abzusichern.
Es lohnt sich, einen Blick in die zusammenfassende Buchdarstellung der Autoren zu werfen (*Die Familienumwelt der Schizophrenen*, LIDZ/FLECK1965; deutsch 1979, also 25 Jahre nach der Durchführung der Studie!). Bereits im Sachwortverzeichnis finden sich sechs Verweise auf die »schizophrenogene Mutter«. Auch die übrigen Verweise auf die Mütter haben überwiegend abwertenden Charakter:

- Mütter, abweisend, abweisende
- Mütter, psychopathische
- Mütter, schwache und untüchtig versus kalt und unnachgiebig
- Mütter, Zuwendungsschwierigkeiten
- Mutter-Kind-Symbiose

Geht man den Verweisen im Einzelnen nach, dann liest man etwa über das »Konzept von der außerordentlich schädlich wirkenden, weil mit einem übergroßen Besitzanspruch verbundenen Liebe, die das Kind zwar nicht zurückweist, die aber unrealistisch« ist. Im selben Satz findet sich die im direkten Gegensatz dazu stehende Überzeugung, »dass die Zurückweisung des Kindes durch die Mutter im ersten Lebensjahr der signifikante Faktor für das Zustandekommen von Schizophrenie« sei (ebd., S. 38). So erscheint die Schlussfolgerung der Forscher nur konsequent:

» Wir halten diese Frauen als Mütter für typisch ›schizophrenogen‹, aufgrund der Art und Weise, wie sie ihre Söhne zur Erfüllung ihres eigenen frustrierten Lebens benötigen und verwenden. Diese Söhne sollten nur Genies sein, und für jedes Versagen und jeden Fehlschlag in ihrem Leben wurden immer nur andere verantwortlich gemacht « (ebd., S. 137).

Oder:

» Die Erkenntnis, dass die Familie, in der der schizophrene Patient aufwächst, bei der Erfüllung dieser Aufgabe in katastrophaler Weise versagt hat, lenkt den Blick nicht nur von der frühen Mutter-Kind-Beziehung ab, sondern von jedem spezifischen traumatischen Geschehen oder Abschnitt im Leben des Kindes und zwingt uns, die permanenten Schwierigkeiten, die während der ganzen Entwicklungszeit des Patienten bestanden haben, in unsere Erwägungen einzubeziehen « (ebd., S. 242).

Die Achtundsechziger, die englische Antipsychiatrie und die Folgen

Die Voreingenommenheit der zuvor zitierten Texte ist kaum zu glauben. Aus heutiger Sicht fragt man sich, wie sie über mehrere Jahrzehnte zum allgemeinen Bildungsgut werden konnten. Dazu zwei Dinge: Zum einen haben wir das damals nicht so gesehen. Sie waren »wissenschaftlich begründete« Feststellungen. Zum anderen boten sie aus damaliger Sicht Ansätze für eine aussichtsreiche Psychotherapie. Sie waren also zunächst etwas Positives. Das änderte sich erst, als die zugrunde liegenden Theorien verworfen wurden. Im Übrigen verliehen die gleichen Zeitströmungen, die die achtundsechziger Bewegung beflügelten, auch dem psychoanalytischen und dem sozialpsychiatrischen Denken einen ungeheuren Entwicklungsschub.

Fast gleichzeitig sprangen die Ideen der englischen Antipsychiatrie auf den Kontinent über. Die Schriften Ronald D. Laings, der die Wurzeln der Schizophrenie (deren Existenz er ohnehin verleugnete) in Familie und Gesellschaft suchte, und David Coopers, der den »Tod der Familie« verkündete, wurden ins Deutsche übersetzt und fanden großen Anklang. Das Buch *Schizophrenie und Familie* mit »Beiträgen zu einer neuen Theorie« der Schizophrenie von Gregory Bateson, Don Jackson, Ronald Laing, Theodore Lidz und vielen anderen erlangte mit zahlreichen Auflagen zwischen 1969 und 1984 eine ungeheure Popularität.

Zudem galt die Familie im Zeichen des Aufbruchs der Jugend der westlichen Welt in den späten sechziger Jahren ohnehin als Wurzel allen Übels, als Hort der Reaktion, als Ort der Gängelung und Bevormundung, der Dressur und der Anpassung an die Forderungen der (kapitalistischen, wenn nicht immer noch faschistischen) entfremdeten Gesellschaft. Außerdem erlebten die Psycho- und Sozialwissenschaften einen großen Aufschwung. Entscheidender noch war die euphorisch-optimistische Überzeugung vieler ihrer Vertreter, dass sie die Probleme unserer Zeit nicht nur erkennen, sondern auch lösen könnten: ob es sich nun um Jugendkriminalität, psychische Störung, Gewalt oder Zwietracht zwischen den Völkern handelte. Die Lehre von der »schizophrenogenen« Mutter gehört in diesen Gesamtzusammenhang.

Die Ernüchterung folgte bald. Aber viele der scheinbar plausiblen, wenngleich unüberprüfbaren Ideen blieben bestehen. Sie begaben sich auf den langen Marsch aus den Forschungsstätten in die Universitäten, von den Universitäten in die Fachhochschulen und Fachschulen, in die Ausbildungsstätten von Sozialarbeitern und Krankenschwestern und vor allem in die Redaktionen der Feuilletons von Zeitungen und Zeitschriften, von Rundfunk- und Fernsehanstalten. Als an den Universitäten längst die Parole ausgegeben wurde: »Wir nehmen alles zurück und behaupten das Gegenteil«, wurde die Lehre von der fehlbaren Mutter an der Basis noch als neuste Nachricht gehandelt. An diesem langen Marsch liegt es, dass wissenschaftliche Irrtümer ein so langes, zähes Leben haben.

Das zähe Leben eines Mythos: die Macht eines Wortes

Die Wissenschaft hat die Theorie von der »schizophrenogenen Mutter« spätestens Ende der sechziger Jahre als Irrlehre erkannt. Zum einen hat sie – wieder einmal – Bescheidenheit lernen müssen: Wir wissen immer noch nicht, was das Ursachengefüge der Schizophrenie ist (dennoch können wir relativ sicher sein, dass niemand daran *schuld* ist; schizophrene Psychosen treten in allen Kulturen bei völlig unterschiedlichen gesellschaftlichen Bedingungen und Familienstrukturen gleich häufig auf). Zum anderen ist in den letzten Jahrzehnten psychiatrischer Familienforschung deutlich geworden, dass die Beziehungen zwischen psychischer Krankheit, den Kranken und ihren Angehörigen ungleich komplizierter – und wechselseitiger – sind, als die Sündenbockforscher der ersten Stunde sich das haben träumen lassen. Theodore Lidz blieb davon unbeeindruckt. Er hielt bis zu seinem Tode im Jahre 2001 an seinen Vorstellungen fest.

Dennoch hat sich der Mythos von der »schizophrenogenen Mutter« als außerordentlich zählebig erwiesen, wenn auch nicht mehr nur in diesem Wort. Denn zugegeben, die zitierte Literatur ist überwiegend alt und veraltet. Einzelne »Klassiker« werden jedoch immer wieder neu aufgelegt. Zahlreiche Dozentinnen und Dozenten an Fachhochschulen und Krankenpflegeschulen sind noch im Amt, die in ihrer Studienzeit die »schizophrenogene Mutter« verinnerlicht und später an Generationen von Studentinnen und Studenten weitergegeben haben. Die Halbwertszeit des Wissens ist in sozialen und geisteswissenschaftlichen Disziplinen sehr viel länger als in der Medizin. Dazu kommt, dass die entsprechende Literatur zum Teil bis in die neunziger Jahre hinein verlegt wurde. Beispiele dafür sind etwa das von Theodor Spoerri begründete, von Harald Feldmann fortgeführte, kurz gefasste *Lehrbuch Psychiatrie und Psychotherapie* in der neunten Auflage von 1984; das von Walter Bungard, Dieter Reihl und Andreas Schubert 1987 herausgegebene Buch *Psychisch Kranke in der Arbeitswelt*; oder der *Irrsinn Psychiatrie* des Schweizer Vertreters einer neuen Antipsychiatrie: Marc Rufer (2009).
In den letzten Jahrzehnten hat die versteckte Schuldzuweisung in Gestalt bestimmter Richtungen der systemischen Familientherapie zudem eine Wiederbelebung erfahren. In ihrer Begrifflichkeit wird das »Opfer« der früheren »Schizophrenogenie«-Lehre zum »Indexpatienten«, werden die »Täter« zum gestörten »System Familie«, in dem die Mitglieder die Schizophrenie des Indexpatienten im Zusammenspiel mit diesem verursachen und durch ihre besondere Form der Kommunikation aufrechterhalten.
Dazu zwei Beispiele: In dem Buch *Von der Psychoanalyse zur Familientherapie* beschreibt Helm Stierlin (1992), einer der deutschsprachigen Pioniere der systemischen Therapie, Mütter psychisch Kranker als »unerbittliche Folterknechte«, »dramatisierende, frigide Hysterikerinnen« und Väter als »überkontrollierte Zwangstypen« oder »sexuelle Krüppel«. In seinem Buch *Meine Psychose, mein Fahrrad und ich* (2012 in der 13. Auflage!) vergleicht der Stierlin-Schüler Fritz B. Simon Familien mit schizophren Erkrankten (»dieses Verrücktheit hervorbringende System«) mit »einem Staat, in dem Bürgerkrieg herrscht. Man weiß nie, wer gerade mit wem kämpft [...]. Ob Niederlagen wirklich Niederlagen waren oder nur taktische Rückzüge, kann keiner sagen. Es gibt keine verlässliche Aussprache, hinter jeder Ecke

kann ein Schütze lauern [...]. Nordirland oder Beirut sind gute Beispiele für solche Kontrollkämpfe.«

Die systemtheoretische Familientherapie in solchen Versionen ist zuweilen nah daran, alte Vorurteile abermals zu bedienen. Sie sollte sich auf Funktionsbeschreibung und auf Rekonstruktionen hinderlicher Wechselwirkungen in sozialen System (wie der Familie) beschränken.

Alles Schnee von gestern?

Man täusche sich nicht! Das ist nicht alles Schnee von gestern. Man kommt zu dieser Überzeugung, wenn man die Lehrmeinungen von heute zur Psychiatrie, Psychotherapie und Psychologie betrachtet. Aber gerade im »Psycho-Bereich« gibt es einen großen offenen Markt von subjektiven Krankheitsvorstellungen und Therapie- und Heilslehren, die Schulmedizin, Schulpsychiatrie und Schulpsychologie als Verirrungen betrachten. Alternativmedizin, Alternativpsychologie und Pseudolehren vielfältiger Art finden zudem ein breites Echo in bunten Blättern und im Internet. Gerade hier spielt die Suche nach Sündenböcken eine große Rolle. Die Vorstellung ist weit verbreitet, ein Problem könne erst gelöst oder behandelt werden, wenn man die Ursache oder zumindest den Schuldigen gefunden habe. In einem »Nachruf« auf die »schizophrenogene« Mutter schreibt die englisch-amerikanische Wissenschaftshistorikerin Anne HARRINGTON im *Lancet* (2012): Sie sei überzeugt, nicht der wissenschaftliche Fortschritt habe deren Ende besiegelt, sondern die Veränderung des Zeitgeistes, in dessen Licht eine solche Sichtweise als unbrauchbar und respektlos zugleich erscheine.

Am Ende bleibt die Frage, welche Lehrmeinungen heute zu Vorurteilen von morgen werden. Es bietet sich einiges an. Da ist zum Beispiel die Frage, wie viel Einschließung, wie viel Zwang aus Expertensicht gerechtfertigt ist. Da sind die Kapriolen der Medikamentenbehandlung im Bilde der vergangenen Jahrzehnte. Und da ist die Diagnoseninflation von Klassifikationsrevision zu Klassifikationsrevision. Schließlich sind da diverse Psychotherapieverfahren, die sich auch Jahrzehnte nach dem schmählichen Ende der »schizophrenogenen Mutter« nicht von der Brandmarkung der angeblich Schuldigen lösen können. Vor allem aber, da ist die rational nicht erklärbare springflutartige Vermehrung der forensisch-psychiatrischen Betten und Abteilungen. Im Sinne von Harrington tun wir gut daran, den Zeitgeist sorgfältig zu beobachten.

Mit klarem Kopf gegen die Stigmatisierung

Eine schizophrene Psychose verändert das ganze Leben – das der Kranken und das der Angehörigen. Die Kranken fragen sich zwangsläufig: Warum ich? Die Angehörigen, vor allem die Eltern, fragen sich ebenso zwangsläufig: Was haben wir falsch gemacht? Es ist richtig, dass man sich mit dieser Frage konfrontiert. Niemand macht in der Kindererziehung alles richtig. Aber es ist ebenso richtig und wichtig, dass man am Ende zu dem Schluss gelangt, es mit einer Krankheit zu tun zu haben, einer Krankheit, an der niemand »schuld« ist. Viel wichtiger ist, dass man sich fragt: Was kann ich tun? Was kann ich tun, um die Behandlung möglichst erfolgreich zu gestalten, um die Erkrankung zu bewältigen und mit ihr leben zu lernen?
Aber zunächst zu den Selbstzweifeln und der Suche nach den eigenen Anteilen.

Was haben wir falsch gemacht?

Wer die Frage stellt, was er selbst *falsch* gemacht hat, hat schon fast verloren. Und doch bleibt sie niemandem erspart, der mit einer schizophrenen Erkrankung in der Familie konfrontiert wird. Schizophrenie, das ist in Wirklichkeit nicht eine Krankheit; Schizophrenie, das sind drei Krankheiten, und zwar zum einen jene ernste, nämlich die eigentliche Erkrankung, die durch Störungen des Fühlens, des Denkens und des Erlebens der betroffenen Person charakterisiert, in der Regel aber gut behandelbar ist. Eugen Bleuler hat in der Erstbeschreibung tröstlich geschrieben, ihr grundsätzliches Kennzeichen bestehe darin, »dass das Gesunde dem Schizophrenen erhalten bleibt«.
Schizophrenie, das ist zum Zweiten der stigmatisierende Name der Krankheit, das Wort in seiner negativen Besetzung, die Metapher. Zum Dritten schließlich verlangt die Schizophrenie eine Erklärung. Sie ist keine jener Erkrankungen, die einfach so kommen – »einfach

so« wie ein Schnupfen oder ein Diabetes. Schizophrenie ist eine jener Krankheiten, für die ein Sündenbock herhalten, an der jemand schuld sein muss. Und das sind regelmäßig immer noch die Eltern – vor allem die Mütter. Damit wird sie unausweichlich auch zu ihrem Leiden.

Stellvertretend für viele andere soll hier eine Mutter zu Wort kommen. Rose-Marie SEELHORST (1984) berichtete über die Zeit unmittelbar nach der Erkrankung ihres Sohnes:

» Für uns blieb neben der Betreuung des Jungen im Krankenhaus und dem Versuch, die übrigen Kinder zu beruhigen, die böse Frage nach der Ursache der Krankheit. Die damals noch lebenden Großeltern wussten von keinem ähnlichen Fall in der Familie zu berichten. Also, so wurde uns von mehreren Seiten erklärt, es gebe nur eine Erklärung, und das sei überhaupt die Erklärung für die rätselhafte Krankheit Schizophrenie: falsche Erziehung, mieses Familienklima « (ebd., S. 13).

Sind Mütter denn an allem schuld? lautet der Titel eines Buches der Basler Pädagogin Yolanda CADALBERT-SCHMID (1993). Völlig klar: Wenn man erst einmal anfängt, darüber nachzudenken, was man alles falsch gemacht hat in der Erziehung seiner Kinder, kann man sich nur die Haare raufen. Eltern sind Menschen, und Menschen machen Fehler. Eltern sind Anfänger, wenn sie ihr erstes Kind bekommen, und Anfänger machen Fehler. Es hilft ihnen wenig, wenn sie die gut gemeinten Ratschläge von Großeltern, Freunden und Nachbarn beherzigen und sich alle jene Bücher über die rechte Kindererziehung zu Gemüte führen, derer sie habhaft werden können. Denn die Vorstellungen von der »richtigen« Kindererziehung sind keineswegs zeitlos. In zwanzig Jahren wird vieles als falsch gelten, was heute richtig ist. Wehe den jungen Eltern! Denn schizophren wird das Kind mit zwanzig und nicht im ersten Lebensjahr.

Und was ist mit allen unseren menschlichen Unzulänglichkeiten? Mit unserer gelegentlichen Trägheit? Unserer Unausgeglichenheit, unserer Neigung zu überschießenden Gefühlen, mit der eigenen depressiven Verstimmtheit? Wie ist das mit Partnerschaftsproblemen? Haben wir sie in der »richtigen« Art und Weise bewältigt? Was ist, wenn wir uns gar getrennt haben? Oder ist es schlimmer, wenn wir trotz Schwierigkeiten zusammengeblieben sind – der Kinder wegen? War es richtig, beizeiten wieder arbeiten zu gehen und das Kind anderen zur Betreuung zu übergeben? War es überfürsorglich, trotz Wunsches nach eigener Berufstätigkeit bis zur Einschulung des Kindes zu Hause zu bleiben? Hat der Babysitter, vor dem die Schwiegermutter immer gewarnt hat, vielleicht doch einen schlechten Einfluss ausgeübt? Wäre der Waldorf-Kindergarten nicht besser gewesen als der evangelische? Und überhaupt, wie ist es mit unseren eigenen Problemen? Sind wir nicht vielleicht gestörter in unserer Persönlichkeit, als wir das immer wahrhaben wollten?

Fragen über Fragen – und alle gehen an der Sache vorbei. Selbstverständlich verhalten Eltern sich mal falsch. Selbstverständlich unterlaufen ihnen Erziehungsfehler und Ungerechtigkeiten. Selbstverständlich gibt es Phasen von Überfürsorglichkeit und dann wieder von kühler Zurückhaltung. Selbstverständlich gibt es Familien, in denen ein »mieses« Klima herrscht, in denen es den Kindern oder den Eltern oder allen zusammen nicht gut geht. Aber im Hinblick auf die schizophrene Erkrankung eines Familienmitgliedes sind alle diese Fragen müßig. Nach dem derzeitigen Stand unseres Wissens gibt es keinen Anhaltspunkt dafür, dass die Schizophrenie durch Fehler in der Erziehung oder ein ungutes Familienmilieu *verursacht* wird.

Unbekannte Ursachen – erhöhte Verletzlichkeit

Es ist hier nicht der Ort, dem derzeitigen Stand der Ursachenforschung im Einzelnen nachzugehen. Auf das ausführliche Kapitel in meinem Buch *Schizophrenie – die Krankheit verstehen, behandeln, bewältigen* sei verwiesen. Wir gehen heute davon aus, dass Menschen, die später an Schizophrenie erkranken, schon vorher verletzlicher für Einwirkungen von innen und von außen waren. Dabei wirken biologische, psychologische und soziale Einflüsse zusammen. Dieses Zusammenspiel macht die erhöhte Verletzlichkeit – die »Vulnerabilität« – aus, die wir heute als Grundbedingung für die Entstehung einer schizophrenen Psychose betrachten. Es gibt aber keinen fassbaren Einzelfaktor, der dafür verantwortlich ist. Vieles spricht dafür, dass die Vulnerabilität individuell ist, weil jeder einzelne Mensch durch je besondere Belastungen verletzlich ist. Manchmal ist von einer »psychischen Dünnhäutigkeit« die Rede.

Es gibt eine *familiäre Häufung* der Erkrankung. Sie tritt häufiger konkordant, gleichsinnig bei eineiigen als bei zweieiigen Zwillingen auf. Sie wird häufiger bei adoptierten Kindern psychosekranker Mütter beobachtet als bei solchen gesunder Mütter. Etwa 5–10 Prozent der Eltern Schizophreniekranker sind selbst schizophren; und wenn dies der Fall ist, wirkt sich das natürlich auf das Familienmilieu, auf die Beziehung der Familienmitglieder zueinander aus – oft negativ. Aber das ist dann nicht die *Ursache* der Krankheit des Kindes, denn selbst unter solchen Lebensbedingungen können Kinder *nicht* erkranken.
Lebensverändernde Ereignisse – sogenannte Live-Events – wie der Übergang von der Schule in den Beruf, die Ablösung von den Eltern in der Adoleszenz, massive Überforderungsgefühle bei schwierigen Aufgaben (Abitur, Studium), die Verselbstständigung in einer eigenen Wohnung spielen eine Rolle im Entstehungsgefüge; vor allem aber wirken sie sich auf den Verlauf der Psychose aus. Psychosoziale Spannungen innerhalb der Familie, mit dem Partner oder mit der übrigen unmittelbaren Lebensumwelt haben bei der Manifestation und beim Verlauf eine gewisse Bedeutung. Belastende lebensverändernde Ereignisse, wie sie sich in Eckpunkten der Entwicklung junger Erwachsener in besonderer Deutlichkeit niederschlagen, stehen unverkennbar im Zusammenhang mit der Auslösung und Entwicklung schizophrener Psychosen. *Biochemische Veränderungen* im Gehirnstoffwechsel sind zumindest in der akuten Psychose nachweisbar. Und biochemische, neuronale Veränderungen sind ohnehin ein Merkmal der Adoleszenz.
Aber alle diese Befunde liefern keine Erklärung für die Entstehung der Erkrankung. Nach allem, was wir über die Psychosen aus dem schizophrenen Formenkreis wissen, ist dies auch nicht zu erwarten. Vieles spricht dafür, dass wir es nicht mit *einer* in Ursache, Erscheinung und Verlauf einheitlichen Krankheit zu tun haben. Die Benennung der Psychosen aus dem schizophrenen Formenkreis als »Gruppe der Schizophrenien«, die Eugen Bleuler um die Jahrhundertwende vorgenommen hat, unterstreicht das von Anfang an.
Im Verlauf von mittlerweile über hundert Jahren Schizophrenieforschung haben sich jene Erklärungsansätze als am wenigsten tragfähig erwiesen, die eine einheitliche Entstehungsursache angenommen hatten: In der ersten Hälfte des vergangenen Jahrhunderts die Vererbungslehre, im dritten Viertel die Theorie von der »schizophreno-

genen« Mutter und im letzten Jahrzehnt des zwanzigsten Jahrhunderts die Molekulargenetik. Am tragfähigsten sind jene Erklärungsansätze gewesen, die von einer sogenannten *multifaktoriellen* Bedingtheit der schizophrenen Psychose ausgingen. Die Annahme einer verstärkten Vulnerabilität ist ein solcher Ansatz.

Soziale und kulturelle Aspekte

Nun kann man argumentieren, das sei ja alles schön und gut, aber wenn es so sei, dass psychologische und soziale Faktoren für den Ausbruch der Erkrankung von Bedeutung sind, dann sei es eben doch ein schlechtes Familienmilieu, seien es eben doch gestörte Beziehungen der Eltern zu den Kindern, die die Krankheit verursachen oder doch wenigstens auslösen; und dafür muss jemand *verantwortlich*, daran muss jemand *schuld* sein – und das sind im Zweifelsfall immer die Eltern.

Die Ableitung der Erkrankung aus dem Familienmilieu, aus gestörten innerfamiliären Beziehungen hat nämlich die Tatsache zu berücksichtigen, dass die Schizophrenie weltweit in allen Kulturen gleich häufig auftritt und dass dies, soweit nachweisbar, auch in vergangenen Jahrhunderten so gewesen ist. Weil das innerfamiliäre emotionale und soziale Gefüge in unterschiedlichen Kulturen und zu verschiedenen Zeiten extreme Unterschiede aufweist und immer wieder radikalen Wandlungen unterworfen ist, müsste auch die Schizophreniehäufigkeit unterschiedlich sein, wenn ein spezifisches Familienmilieu wirklich »schizophrenogen« wirksam wäre.

Auch die gegenwärtige Soziologie hat keinen definierbaren Erziehungsstil und kein abgrenzbares Familienmilieu ableiten können, in dem schizophrene Erkrankungen gehäuft auftreten. Richtig ist, dass wir in Familien mit schizophrenen Mitgliedern gehäuft ein problematisches, gespanntes Milieu antreffen. Aber wen wundert das? Es wäre gleichsam nicht einmal »normal«, wenn das Zusammenleben mit schizophrenen Angehörigen im Familienverbund nicht belasten und verändern würde. Die neuere Familienforschung hat zum Verständnis dieser Situation viel beigetragen.

Lange Vorlaufzeit

Es ist bei Befragungen von Familienangehörigen festgestellt worden, dass in Familien, in denen später jemand schizophren erkrankt war, schon vor dem Ausbruch der Störung gehäuft Probleme bestanden hatten. Dazu sind zwei Anmerkungen erforderlich: Zum einen müssen wir uns erinnern, dass in Familien mit schizophrenen Kindern gehäuft auch andere Personen, etwa ein Elternteil, an dieser Störung leiden. Zum anderen geht dem Ausbruch der Psychose oft eine lange Vorphase voraus, ein sogenanntes Prodromalstadium, in dem sich der später manifest Schizophrene schon anders verhält als in gesunden Zeiten: Er zieht sich zurück, ist verletzlicher, als Folge davon oft auch aggressiver in innerfamiliären Auseinandersetzungen. Ein solches Vorstadium kann Jahre andauern und bleibt nicht ohne Auswirkungen auf die Beziehungen der Familienmitglieder zueinander.

Bereits der englische Medizinsoziologe George Brown (1972) berichtete in einer Studie über die Familie schizophrener Patienten über die Befragung von Lehrern, die die späteren Kranken etwa fünf Jahre vor der Klinikaufnahme unterrichtet hatten:

» Die Lehrer waren über das Ziel der Untersuchung nicht unterrichtet, und die Interviewer wussten bei der Befragung ebenfalls nicht, ob es sich um einen Patienten oder ein Kind aus der Kontrollgruppe handelte. Die Lehrer hatten bei den meisten Patienten mehrere Jahre vor Ausbruch der akuten Psychose Charaktereigentümlichkeiten bemerkt. Die auffälligsten Wesensmerkmale der präpsychotischen Kinder waren Scheu und soziale Zurückgezogenheit [...] « (ebd.).

Aus solchen Befunden, die in späteren Studien immer wieder bestätigt wurden, ließe sich ableiten, dass es möglich sein müsste, gefährdete Kinder vor Stress und belastenden Lebensereignissen zu bewahren, um so den Ausbruch der Psychose zu verhindern – eine neue Möglichkeit, sich Schuld aufzuladen, wenn einem dies nicht gelingt. Aber auch hier sei vor der Vorstellung gewarnt, dies sei generell überhaupt machbar. Für sehr viele Heranwachsende ist die Pubertät eine krisengeschüttelte Zeit. Für alle ist sie eine schwierige Lebensphase, die durchgestanden und bewältigt werden muss – nicht nur von ihnen, auch von den Eltern und Geschwistern. Selbst geschulte Beobachter würden nur in seltenen Ausnahmefällen zwischen einer »normalen« und einer präpsychotischen Krise in der Pubertät unterscheiden können, und die falsche Diagnose einer beginnenden Schizophrenie kann fatale Folgen haben. Die allseits geforderte Früherkennung hat eben auch Risiken und Nebenwirkungen.

Zur gesunden Bewältigung dieser Lebensphase ist Auseinandersetzung unabdingbar. Eine künstliche Schonhaltung könnte sehr wohl andere negative Entwicklungen einleiten oder zumindest den Prozess der Ablösung von den Eltern und des Erwachsenwerdens verzögern. Hier scheint mir ein zentraler Schlüssel im Verständnis der Rolle lebensverändernder Ereignisse beim Ausbruch schizophrener Psychosen zu liegen. Viele solche Ereignisse gehören unabdingbar zum Entwicklungsprozess einer gesunden Persönlichkeit. Die Ablösung von den Eltern, der Übergang von der Schule in den Beruf oder in die Universität, das Eingehen einer Partnerschaft, eigene Kinder und vieles andere mehr sind Entwicklungsschritte, die jeder durchmachen muss. Sie können nicht auf der Grundlage einer mehr oder weniger unspezifischen Theorie von der Psychoseauslösung vermieden werden.

Um es abschließend noch einmal zu wiederholen: Die Suche nach einer individuellen, fassbaren Schuld führt zu nichts. Sie ist durch die heutige Vorstellung von der Entstehung schizophrener Psychosen nicht begründbar. *An Schizophrenie ist niemand schuld.* Die Suche nach dem Sündenbock, das Hin- und Herschieben des Schwarzen Peters erweist sich rasch als Hindernis für die Bewältigung eines dramatischen lebensverändernden Ereignisses, das die Erkrankung eines Familienmitgliedes an Schizophrenie darstellt. Es ist ein Ereignis, nach dem »nichts mehr ist, wie es war«. Lähmung, Verleugnung, Depressivität, Zorn, Verzweiflung und Trauer und schließlich die Annahme der Herausforderung und der Beginn der Verarbeitung sind Phasen der Bewältigung wie bei anderen Lebenskrisen auch, für die Angehörigen wie für die Kranken selbst.

Der erste Schock

»Was können wir tun?« Ungezählte Male haben Eltern Schizophreniekranker mir diese Frage gestellt, wenn ich ihnen in der Sprechstunde, auf der Station oder bei Vorträgen begegnet bin. Es ist eine simple

Frage, auf die eine einfache Antwort nicht möglich ist. Sicher, ich kann ihnen raten, sich zunächst einmal zu fassen, sich in Geduld zu üben. Die meisten Eltern erleben die Diagnose als Schock. Sie müssen erst einmal wieder zu sich selbst finden. Dazu benötigen sie Hilfe vonseiten der Ärzte und der anderen Therapeutinnen ihres Kindes, das im Übrigen in der Regel erwachsen, volljährig ist. Das macht es nicht leichter. Nur selten sind die Beziehungen zwischen dem erkrankten erwachsenen oder heranwachsenden Kind in der Phase der beginnenden Schizophrenie spannungsfrei.

Wenn die Diagnose einer Schizophrenie, einer »Psychose aus dem schizophrenen Formenkreis«, gestellt wird, wenn die Eltern daran denken oder wenn die Ärzte sie ihnen mitteilen, ist meist schon viel geschehen: häufig eine Klinikeinweisung unter mehr oder weniger dramatischen und erschreckenden Umständen; fast immer eine Phase der Veränderung des Verhaltens und Wesens des später als krank erkannten Kindes. Ebenfalls fast immer ist eine länger andauernde Zeit quälender Auseinandersetzungen mit den Eltern über dieses Verhalten vorausgegangen, das diese nicht verstehen und oft auch nicht billigen können.

Nur wenn man es selbst erlebt hat, kann man diese Vorphase wirklichkeitsnah und authentisch vermitteln. Ich zitiere den Bericht einer Mutter über den Beginn der Erkrankung ihres Sohnes:

» Er war damals sechzehn Jahre alt. Es begann damit, dass er sich von der Familie und den Klassenkameraden distanzierte und sich nur noch für bestimmte theologische Fragen interessierte. Er nahm Kontakt zu den ›Zeugen Jehovas‹ auf und lernte schließlich die sogenannten ›Kinder Gottes‹ kennen. Aber zu der Zeit ging es ihm bereits so schlecht, dass er manchmal nicht mehr wusste, wer er war [...].

Als mein Mann unserem Sohn die schriftliche Einwilligung, mit den Kindern Gottes ziehen zu dürfen, nicht geben wollte, kam es zu einer schrecklichen Szene. Einen Tag später ließ er sich von mir in die Sprechstunde eines Nervenarztes bringen [...]. Die Medikamente nahm unser Sohn nicht und den Kontakt zu den Kindern Gottes ließ er sich nicht verbieten. An einem Sonntag fuhr er mit dem Rad weg und kam nicht wieder nach Hause. In hilflosem Zustand wurde er abends von der Hamburger Polizei auf dem Flughafen aufgegriffen. Als mein Mann und ich ihn von der Polizeistation abholten, wo er die Nacht in einer Zelle hatte verbringen müssen, fühlte er sich so krank, dass er bereit war, sich im Krankenhaus behandeln zu lassen [...].

Es ist schwer zu schildern, wie es in der Zeit bis zur ersten Einweisung um die Familie stand. Wir hatten alle noch nie mit einem psychisch Kranken zu tun gehabt. Deswegen waren wir uns lange nicht klar, ob unser Junge lediglich in einer schweren Pubertätskrise steckte oder ob mit ihm ›irgend etwas‹ nicht stimmt, wie man so sagt [...]. Immer offensichtlicher wurde die Veränderung im Wesen des Sohnes. Er mied uns alle, schlich im Haus herum, schloss sich stundenlang in seinem verdunkelten Zimmer ein und erzählte mir schließlich von Stimmen, die ihn beschimpften. Wir hatten große Angst um ihn. Am nächsten Tag [...] erhielt die Krankheit ihren Namen. Zu Hause blätterte mein Mann im Konversationslexikon nach, um zu erfahren, was Schizophrenie eigentlich für eine Krankheit sei. Was da stand, machte uns fassungslos. Eine junge Ärztin erklärte uns, dass es keine Therapie gäbe, die Heilung verspreche. Immerhin sei Heilung möglich « (SEELHORST 1984, S. 11).

Was Rose-Marie Seelhorst hier beschreibt, ist in vielfacher Hinsicht typisch. Typisch ist auch die Reaktion, die Wolfgang Gottschling in dem von Heinz DEGER-ERLENMEYER (1992) herausgegebenen Buch *Wenn nichts mehr ist, wie es war* in der Rückschau schildert:

» Man nannte uns eine glückliche Familie, beneidete uns. Aber das war vor sechs Jahren, als unser jüngster Sohn noch nicht erkrankt war oder wir es noch nicht wahrhaben wollten? Die Welt schien in Ordnung, ich ging auf die Sechziger zu und schmiedete bereits Pläne, was ich alles tun würde, wenn ich erst im Ruhestand wäre. Viel reisen wollte ich, lesen, Museen besuchen, einfach im Alter mit meiner Frau glücklich und zufrieden sein. Ja, damals vor sechs Jahren. Heute weiß ich, dass alles ein Phantom war, ein schöner Traum. Denn ich kannte ja noch nicht die tückische Krankheit, die man Schizophrenie nennt. Wie sollte ich auch, denn soweit ich mich erinnern konnte, gab es in meiner Familie keinen solchen Fall. Sicherlich gab es auch merkwürdige Gestalten, Leichtfüße, Geizhälse, Angeber – aber so was?

Heute beherrscht mich die Krankheit, sie ist zum Gesprächsthema der Familie geworden. Sie bedrückt mich, sie würgt mich, ich spüre ihre Fesseln. Manchmal kommt der Gedanke hoch: ›Hau doch einfach ab, fliehe weit weg irgendwo hin!‹ – Aber dann spricht eine innere Stimme in mir: ›Das kannst du doch nicht tun, einfach deine Familie im Stich lassen, deinen kranken Sohn opfern!‹ Also bleibe und leide. Dann ertappe ich mich bei dem Gedanken: ›Mach doch einfach Schluss, es hat alles keinen Sinn!‹ Aber dann erschrecke ich über diese Gedanken. Also lasse ich es und leide! « (GOTTSCHLING 1992, S. 112).

Als Rose-Marie Seelhorst nach der Erkrankung des zweiten Sohnes gebeten wird, bei einer Tagung über die Situation ihrer Familie zu berichten, reagiert sie zunächst zurückhaltend. Sie fürchtet, dass die Beschäftigung damit sie zu sehr deprimieren würde. Ihr kommen die »unbekümmerten« Worte eines junges Arztes ins Gedächtnis: »Wie ist das eigentlich für die Familie, wenn einer psychisch krank ist?«

» Für uns lag und liegt das Hauptproblem im Zusammenleben mit den kranken Söhnen in der Bewältigung der großen Aufregungen und des Kummers, den ihre Erkrankung uns bereitet. Die vielfältigen Probleme, die ihre Krankheit uns gebracht hat und noch laufend bringt, waren bisher sekundär. Die Gewichtung beruht vor allem auf der Tatsache, dass wir in gesicherten finanziellen Verhältnissen leben [...]. Dazu muss man auch bedenken, dass wir nie bereit waren, die Krankheit als unabwendbaren Dauerzustand anzuerkennen. Wir setzen nach wie vor alles daran, dass die Söhne wieder gesund, zumindest gesünder werden « (SEELHORST 1984, S. 13).

Begrenzte Kompetenz der Fachleute

Es muss den Fachleuten schwerfallen, Eltern eines schizophrenen Kindes Ratschläge zu erteilen, was sie tun können und sollen oder was nicht. Die Empfehlungen, die ich als Psychiater geben kann, beschränken sich vor allem auf die medizinische Seite der Erkrankung. Experten für jene »andere Seite« der Schizophrenie – über die Auseinandersetzung und den Umgang mit den »Patienten zu Hause« (siehe KATSCHNIG 1989) – sind die Angehörigen selbst bzw. andere Angehörige, die schon über längere Zeit durch die Höhen und Tiefen eines Lebens mit schizophreniekranken Kindern gegangen sind. Dennoch habe ich in fast dreißigjähriger Berufstätigkeit als Psychiater in zahllosen Gesprächen mit Angehörigen und der Auseinandersetzung und Zusammenarbeit mit Angehörigenvereinigungen in England, Deutschland, Österreich und der Schweiz einiges gelernt.

Da ist zunächst einmal der Name der Krankheit. Er ist geeignet, Angst und Schrecken, Mutlosigkeit und Verzweiflung zu verbreiten. »Offenbar hat der Begriff ein Eigenleben entwickelt, das der heutigen Realität der Schizophrenie in keiner Weise mehr entspricht«, schreibt Heinz KATSCHNIG (1989) in dem bereits erwähnten Buch über *Die andere Seite der Schizophrenie.* »Jeder, der beruflich mit Patienten und ihren Angehörigen zu tun hat, weiß, welchen Schrecken die Erwähnung des Wortes Schizophrenie hervorruft, und hat gelernt, es nur sehr vorsichtig oder überhaupt nicht zu verwenden« (ebd., S. 15).

Das trifft immer noch weitgehend zu; und sicher ist es richtig, den Begriff vorsichtig zu verwenden. Es wäre aber falsch, ihn zu meiden. Schizophrenie ist eine Krankheit, mit der sich nicht nur die Kranken selbst, sondern die ganze Familie auseinandersetzen müssen. Damit das möglich ist, muss man sie benennen: Angehörige tun gut daran, dem behandelnden Arzt gegenüber nicht zu vermitteln: »Um Gottes willen, sagen Sie mir nur nicht, es handle sich um eine Schizophrenie. Das wäre das Schlimmste!« Angesichts des Schreckens, den die Diagnose verbreitet, ist das zwar viel verlangt, aber die folgenreichere Konsequenz ist ein gegenseitiges Versteckspielen von Arzt und Angehörigen. Und das ist in jedem Fall kontraproduktiv. Erst wenn man weiß, woran man ist, kann man sich damit auseinandersetzen. Das heißt auch, man muss auf umfassende Aufklärung dringen; und anschließend muss man sich aktiv informieren.

An erster Stelle steht immer noch das Gespräch mit dem behandelnden Arzt. Aber von diesem darf man sich auch nicht zu viel erwarten. Assistenzärztinnen und -ärzte in psychiatrischen Kliniken sind noch in Ausbildung. Sie sind in mancher Hinsicht unsicher. Das bedeutet nicht, dass sie ihre Arbeit nicht ordentlich machen. Dabei werden sie von ihren Oberärzten überprüft. Häufig neigen sie aber bei der Übermittlung von Informationen dazu, sich nicht festzulegen. Hinzu kommt, dass die angemessene Vermittlung alles andere als einfach ist. Die Diagnose einer schizophrenen Psychose wird aufgrund der aktuellen Symptomatik und des längerfristigen Verlaufs gestellt. Eine verbindliche Auskunft kann also erst nach einigen Monaten gegeben werden. Stillschweigend stellen sich die Mediziner auf die schwerwiegendste Möglichkeit ein und handeln auch so. Das sollten die Angehörigen ebenfalls tun. Sie gewinnen dann Zeit für die Auseinandersetzung mit ihrer Situation. Sollte sich im Nachhinein herausstellen, dass es sich bei der Störung um eine vorübergehende psychotische Episode gehandelt hat, umso besser!

Ein Informationsgespräch muss nicht am Aufnahmetag stattfinden. Im Gegenteil: In der Aufnahmesituation sind alle Beteiligten aufgeregt und verängstigt. Der aufnehmende Arzt steht, insbesondere außerhalb der regulären Dienstzeit, oft unter erheblichem Zeitdruck; und meist wird er später nicht der behandelnde Arzt des Kranken sein. Es empfiehlt sich, in den Tagen nach der Aufnahme einen Gesprächstermin zu vereinbaren. Dabei wird der Therapeut Fragen zur Vorgeschichte der Erkrankung stellen. Hier haben die Angehörigen Gelegenheit, sich über den Zustand des Kranken, die Krankheit und den Behandlungsplan zu informieren. Im Lauf der weiteren Behandlung wird es dann zu weiteren Gesprächen kommen. Wenn nicht, sollten die Angehörigen darauf dringen. Sie haben ein Recht darauf.

Informationen sind wichtig

Beim Vorliegen einer schizophrenen Psychose sollten die Angehörigen es dabei nicht belassen. Sie sollten auf weitere Informationsquellen zurückgreifen. Zum einen sollten sie lesen. Der nächstliegende Ort, sich zu informieren, ist in aller Regel nicht das Konversationslexikon. Zwar hat sich da in den letzten Jahren einiges geändert, doch in vielen Lexika stehen immer noch haarsträubende, überholte oder falsche Informationen über die Schizophrenie. Das gilt mit Einschränkungen übrigens auch für das Internet. Besser geeignet sind Bücher oder Broschüren, die sich speziell an Angehörige wenden oder doch so geschrieben sind, dass sie allgemein verständlich sind. Es gibt inzwischen eine ganze Reihe von Publikationen, die diese Anforderung erfüllen.
Persönlich empfehle ich neben meinem eigenen Buch *(Schizophrenie – die Krankheit verstehen)* das Buch von Daniel HELL und Daniel SCHÜPBACH *Schizophrenien*, das in kurzer, stichwortartiger Form gut verständliche und umfassende Informationen über die Krankheit und ihre Behandlung vermittelt, sowie das von Josef BÄUML herausgegebene Buch *Psychosen aus dem schizophrenen Formenkreis*, das jenen Lesern und Leserinnen gerecht wird, die eine tabellarische und schematische Darstellung bevorzugen.
Lori SCHILLER *(Wahnsinn im Kopf)* vermittelt aus meiner Sicht eine gelungene Darstellung der eigenen Krankheit, einer außerordentlich

schwer verlaufenden paranoiden Psychose, die über anderthalb Jahrzehnte anhielt. Das Buch gewinnt dadurch an Authentizität, dass ihre Eltern, ihr Bruder, ihre Freundin und ihre behandelnde Ärztin zugleich mit ihrer Sichtweise von der Entwicklung und dem Verlauf der Krankheit zu Wort kommen.

Der zweite, möglicherweise fruchtbarste Weg, zu Informationen zu gelangen, ist die Kontaktaufnahme mit einer Selbsthilfevereinigung einer Angehörigenorganisation. Anschriften örtlicher Selbsthilfegruppen vermittelt der Bundesverband der Angehörigen psychisch Kranker. Bestätigt sich die Diagnose einer schizophrenen Psychose, ist der Anschluss an eine Selbsthilfegruppe, wenn möglich, dringend geboten. Erfahrene Angehörige kennen sich in anderer Weise mit den Folgen der Erkrankung aus als Therapeuten. Sie können für den alltäglichen Umgang mit dem Kranken Ratschläge erteilen und Hilfe leisten. Sie können nach der Krankenhausentlassung Ratschläge für den täglichen Umgang geben, wenn keine vollständige Wiederherstellung eingetreten ist. Die Angehörigenvereinigungen verfügen neben den Sozialdiensten der Kliniken auch über die solidesten Informationen darüber, an wen man sich bei konkreten wirtschaftlichen Schwierigkeiten wenden kann und wie dabei vorzugehen ist. Mitbetroffene Angehörige vermitteln auch konkrete Hilfen und moralische Unterstützung in Not und weisen den Weg, wie die Angehörigen jenseits der Sorge um das kranke Familienmitglied auch zu ihrem eigenen Recht kommen. Mit »Selbsthilfe« ist also auch die gezielte Hilfe für die Angehörigen selbst gemeint.

Das Internet schickt sich an, das Kommunikationsverhalten aller Beteiligten zu verändern. Es hat den Anschein, als würden Angehörige und Kranke zunehmend das Netz befragen, bevor sie sich an Experten wenden – möglicherweise auch, bevor sie sich informell bei Freunden und Bekannten Rat holen. Es ist unbestritten, dass das Netz auf einfache Weise wertvolle Informationen liefert. Ein Problem besteht allerdings darin, dass oft nur Fachleute bzw. Selbsthilfeprofis die Qualität dieser Informationen beurteilen können. Das Internet wird allerdings zunehmend auch zum Diskussionsforum zwischen Betroffenen. Man kann der Auffassung sein, dass der persönliche Kontakt innerhalb einer Gruppe wichtiger ist, aber für viele scheint die indirekte, gegebenenfalls auch anonyme Kontaktaufnahme sehr wichtig zu sein.

Veränderungen beginnen im Kopf

Die Schizophrenie ist, wenn keine vollständige Genesung eintritt, eine Erkrankung mit chronisch rezidivierendem Verlauf. Das heißt, mit dem Befinden eines Kranken geht es auf und ab. Phasen des Wohlbefindens wechseln mit Phasen von Krankheit und Behinderung ab. Wenn eine solche Verlaufsform eintritt, verlangt sie von den Angehörigen in erster Linie viel Geduld. In zweiter Linie bedeutet eine solche Entwicklung, dass sie ihr Alltagsleben und ihre Lebensplanung in mancher Hinsicht ändern müssen.

Diese Veränderungen beginnen im Kopf. Die Erkrankung eines Kindes an Schizophrenie bedeutet, dass die Eltern die Vorstellungen, die sie sich in zwanzig oder dreißig Jahren vom weiteren Lebenslauf des heranwachsenden oder erwachsenen Kindes gemacht haben, revidieren müssen. Vieles wird in Zukunft nicht mehr sein, wie es war. Viele Hoffnungen werden nicht zu realisieren sein, zumindest nicht mit derselben Wahrscheinlichkeit wie vorher. Es ist nicht mehr sicher, dass der Auszubildende seine Lehre, der Student sein Studium abschließen wird; und wenn er es dennoch schafft, spricht einiges dafür, dass er es nicht auf einen Spitzenjob, auf eine außerordentliche Karriere anlegt, sondern dass er sich einen Platz in seinem Beruf sucht, in dem er gut zurechtkommt und sich wohlfühlt. Dagegen ist ja auch nichts einzuwenden. Im Gegenteil! Zum ganz großen Sprung nach oben kann er immer noch ansetzen, wenn sich die Gesundheit stabilisiert hat.

Mit der Gründung einer eigenen Familie ist es ähnlich; und wenn er oder sie eine Partnerschaft eingeht, stellt sich die Frage nach Kindern mit aller Schärfe. Will das Paar die Gefahr in Kauf nehmen, dass ein eigenes Kind ebenfalls an Schizophrenie erkrankt (Erkrankungsrisiko bis 10 Prozent)? Will die Kranke einen Rückfall während der Schwangerschaft riskieren? Ist sie oder er stabil genug, ein Kind in Geborgenheit und Freiheit aufzuziehen und ihm emotionale Stabilität zu vermitteln? Für die Eltern des Schizophreniekranken bedeuten negative Antworten auf diese Fragen unter Umständen den Verzicht auf die Vorstellung, jemals Enkel zu haben. Sie müssen lernen, damit umzugehen.

Andere Veränderungen sind viel konkreter und noch einschneidender. Die schizophrene Erkrankung bei Heranwachsenden oder bei jungen Erwachsenen ist häufig mit einem Rückschritt in der persönlichen

Entwicklung und Reife verbunden. Konkret bedeutet das häufig, dass Jugendliche, die auf dem Sprung aus dem Elternhaus in die eigene Wohnung oder die Wohngemeinschaft waren, diesen Schritt nicht vollziehen oder dass der junge Erwachsene, der schon selbstständig ist, durch die einsetzende Erkrankung vorübergehend oder für längere Zeit ins Elternhaus zurückkehrt. Konkret bedeutet das auch, dass wirtschaftliche Selbstständigkeit nicht oder nur mit Verzögerung eintritt. Das heißt, Eltern müssen ihre heranwachsenden oder erwachsenen Kinder über einen längeren Raum oder auf Dauer finanziell unterstützen, da sie kein eigenes Einkommen oder keinen Anspruch auf eine eigene Rente haben.

Bei einem beruflichen Scheitern oder bei Abbruch der Ausbildung kann es geschehen, dass die Kranken in den elterlichen Haushalt zurückkehren und dort bei entsprechender Symptomatik untätig herumsitzen und auf die eine oder andere Weise die Zeit »totschlagen«. Nicht ganz selten wird die chronische Erkrankung durch einen sekundären Alkoholmissbrauch oder durch schädlichen Cannabismissbrauch kompliziert.

Alles dies sind Situationen, die bewältigt werden müssen. Das ist leichter, wenn man sie sich rechtzeitig vorstellt, wenn man sich mit der Möglichkeit vertraut macht, dass sie eintreten können, und wenn man nach Wegen sucht, ihnen zu begegnen. Auch dies ist am besten im Austausch mit anderen betroffenen Angehörigen möglich.

Die Rechte der Angehörigen

Die Schizophrenie ist eine ernste, in der Regel aber gut behandelbare Krankheit. Ein zentrales Problem der Behandlung besteht allerdings darin, dass die Bereitschaft der Kranken, sich behandeln zu lassen und an einer Therapie mitzuarbeiten, Voraussetzung für einen dauerhaften Erfolg ist. Die Kranken darin zu unterstützen, ist eine wesentliche Aufgabe und eine Chance der Angehörigen. Was aber, wenn dies nicht erreicht werden kann?

Scheitern bedeutet nicht Aufgeben, sondern es bedeutet, weiterhin darauf hinzuwirken. Aber wenn sie vorläufig gescheitert sind, ist es für die Angehörigen von zentraler Bedeutung, sich über ihre eigenen

Grenzen klar zu werden, sie gegenüber den Kranken formulieren und am Ende für ihre Einhaltung Sorge zu tragen. Das gilt in besonderem Maße, wenn die Kranken im Haushalt der Eltern leben. Es gibt Situationen, die niemand aushalten kann (auch die fürsorglichsten Eltern nicht). Aus der neueren Familienforschung wissen wir zudem, dass psychische Gesundheit, emotionale Ausgeglichenheit und ein Mindestmaß an Gelassenheit die Voraussetzung für eine konstruktive Begegnung mit psychisch kranken Angehörigen sind.

Das bedeutet auch, dass die Eltern, wenn sie mit Kranken zusammenleben, Anspruch darauf haben, dass ein Mindestmaß an Regeln im gemeinsamen Haushalt eingehalten wird. Das betrifft die Zeitstrukturierung, die Teilnahme bzw. Nichtteilnahme am gemeinsamen Familienleben, die persönliche Hygiene und die Sorge für das eigene Zimmer. Das betrifft auch den Umgangston und die Klarheit darüber, dass die Eltern für eine Wiederzuweisung zur Behandlung, gegebenenfalls in die Klinik, sorgen werden, wenn eine Verschlechterung der Krankheit eintritt, die aus ihrer Sicht ein Eingreifen notwendig macht. Sie müssen dies – und das gehört zu dem Schwersten, was von Eltern verlangt wird – gegebenenfalls auch gegen den Willen der Kranken durchsetzen. Niemand wird ihnen dies abnehmen. Gelegentlich müssen sie sogar in Kauf nehmen, dass der Notarzt, der Amtsarzt oder der Arzt des Sozialpsychiatrischen Dienstes die Situation anders beurteilt als sie und ihrem Appell nach Hilfe und Abhilfe nicht folgt.

Ich bin mir bewusst, dass solche Ratschläge leicht zu erteilen, oft aber nur schwer zu befolgen sind. Das entbindet aber nicht von der Notwendigkeit, sie klar zu formulieren und auf ihre Einhaltung zu dringen. Ist dies nicht annähernd möglich, kann es für alle Beteiligten sinnvoll sein, auf ein Zusammenleben zu verzichten und nach einer Alternative zu suchen. Auch für psychisch behinderte Menschen ist ein möglichst selbstständiges Leben erstrebenswert. Die Wege dorthin sind verschieden. Es bestehen mittlerweile vielfältige Abstufungen beschützenden, zum Teil selbstständigen Wohnens außerhalb der Klinik und außerhalb der Familie: in Übergangs- oder Dauerwohnheimen, in der beschützenden Wohngemeinschaft, in der beschützenden Einzelwohnung, in der eigenen Wohnung mit lockerem Hilfeangebot und vieles andere mehr. Ähnliches gilt für die Zeitstrukturierung durch Arbeit und Betätigung, durch Gestaltung von Freizeit und Teilhabe am gesellschaftlichen Leben.

Im Verlauf einer länger andauernden Erkrankung wird manches geklärt, was kurzfristig nicht zu klären war. Es lösen sich manche Probleme und Konflikte, die in der akuten Zuspitzung ausweglos erschienen. Von großer Bedeutung kann es sein, dass man für sich selbst den Anspruch stellt, wie Rose-Marie Seelhorst es oben formuliert hat, nie bereit zu sein, die Krankheit als »unabwendbaren Dauerzustand« anzuerkennen, und alles daranzusetzen, dass das erkrankte Kind wieder gesund oder zumindest gesünder wird. Die schizophrene Psychose kann auch nach langjährigem, schwerem Verlauf abklingen. Es kann jederzeit zu einer Wende zum Positiven kommen.
Allerdings muss man sich, ungeachtet der Wichtigkeit, die Herausforderung der Krankheit aktiv anzunehmen, bewusst sein, dass die Schizophrenie eine Erkrankung ist, die im Einzelfall auch einen sehr schweren Verlauf nehmen kann. Man kann eine Besserung nicht erzwingen, sondern muss sich bewusst sein, dass jede Therapie zu jedem gegebenen Zeitpunkt ihre individuellen Grenzen hat und dass es keinen Zweck hat, die Kranken mit überzogenen Behandlungszielen zu überfordern und zu überlasten. Eine verminderte subjektive Lebensqualität oder ein Rückfall in die Psychose kann die Folge sein. Es gibt Situationen, in denen nur eines übrig bleibt: Geduld.

Selbsthilfe stärkt gegen Diffamierung

Selbsthilfe allein oder in Verbindung mit anderen ist ein wirksames Mittel zur Wahrnehmung der eigenen Interessen gegenüber Gesellschaft und Öffentlichkeit. Selbsthilfevereinigungen vertreten zunehmend vor allem schwächere und benachteiligte soziale Gruppierungen gegenüber mächtigen sozialen Institutionen, gegen die sie als Einzelpersonen kaum eine Chance hätten. Seit den sechziger Jahren haben sich auch Kranke auf diese Weise zusammengeschlossen. In den siebziger Jahren sind psychisch kranke Menschen und ihre Angehörigen den körperlich Kranken gefolgt. In der Öffentlichkeit werden solche Zusammenschlüsse vor allem in ihrer Eigenschaft als Interessenverbände wahrgenommen. Genauso wichtig sind der Austausch und die gegenseitige Unterstützung in kleineren oder größeren Selbsthilfegruppierungen bei der Bewältigung der physischen und psychischen Krankheitsfolgen.

Die Selbstbehauptung gegen soziale Ausgrenzung, Diskriminierung und Stigmatisierung hilft den Betroffenen, ein neues Selbstvertrauen zu entwickeln und sich gegen soziale Ungerechtigkeiten zu wehren. Selbstbehauptung und Selbstvertrauen vermitteln im Sinne Erving Goffmans Techniken zur Bewältigung der durch Stigmatisierung beschädigten Identität. Im Kampf gegen die Stigmatisierung gehören sie aus meiner Sicht zu den wirksamsten Kräften. Leider wird das von professioneller Seite allzu oft übersehen.

Angehörigen- und Betroffenenselbsthilfe haben in der Stigmafrage mehr oder weniger identische Interessen. Ansonsten stehen sie in einem ähnlichen Spannungsverhältnis zueinander wie beide zur Medizin. Deshalb ist es geboten, sie getrennt voneinander zu würdigen. Ich beginne im Folgenden mit der Angehörigenselbsthilfe und mit einem Erfahrungsbericht.

Als Gast bei der National Schizophrenia Fellowship

Es begann mit einem Leserbrief in der Londoner *Times*. Im Mai 1970 schrieb sich John Pringle, Vater eines schizophreniekranken Sohnes, die Probleme und das Leid von der Seele, das seine Familie und er während der zehn Jahre seit der Erkrankung ihres ältesten Kindes erlitten hatten. Sein Beitrag löste eine lebhafte Leserbriefdiskussion aus, in der andere Eltern ebenfalls ihre Erfahrungen und ihr Leid mitteilten: die Konfrontation mit einer Krankheit, die ihnen fremd war; die mangelhafte Aufklärung und die Zurückweisung durch die Ärzte, die schlechte Kommunikation mit der Klinik, die vergeblichen Versuche, im undurchschaubaren Gewirr sozialer Institutionen Hilfe zu erlangen.

Sie alle berichteten auch von ihren Ängsten, von der Kränkung, dass gerade ihnen dies geschehen war, und vom Stigma, jemanden im Haus zu haben, der weder arbeiten noch am normalen Alltagsleben teilnehmen kann. Und sie berichteten über die quälenden Auseinandersetzungen zwischen den beiden Eltern um die geeignete Behandlung ihrer Kinder; schließlich über die Auswirkungen der Krankheit auf die Geschwister, die nicht selten selbst völlig aus der Bahn geworfen wurden. Es zeigte sich, dass das Bedürfnis, die Krankheit vor Nachbarn und Freunden, ja selbst vor entfernteren Verwandten, zu verheimlichen, stärker war als die Hoffnung auf Unterstützung durch jene, die Hilfe hätten vermitteln können.

Die subjektiv erlebte »Schande« der Erkrankung trug dazu bei, dass die Bürde der Familie durch die Versorgung chronisch schizophrener Angehöriger in der Öffentlichkeit über lange Zeit verborgen blieb.

Die Veröffentlichung des Beitrags von John Pringle in der *Times* bewirkte eine schlagartige Veränderung. Die lebhafte Reaktion darauf führte innerhalb kurzer Zeit zur Gründung einer Selbsthilfeorganisation der Angehörigen Schizophreniekranker, der National Schizophrenia Fellowship (NSF). Die Vereinigung machte sich nicht nur zur Aufgabe, Hilfe zur Selbsthilfe zu leisten. Sie hatte von Anfang an zugleich das Ziel, die wahre Situation der Familien mit Schizophreniekranken und ihre Probleme zu erkunden und öffentlich zu machen. Ich hatte 1980, zehn Jahre nach John Pringles historischem Leserbrief, Gelegenheit, an der Jahresversammlung der National Schizophrenia Fellowship teilzunehmen. Damals beeindruckten mich vor allem zwei Dinge, die mir vorher nicht in dem Maß bewusst gewesen waren:

1. Die Angehörigen hatten eine völlig andere Einstellung zur psychiatrischen Klinikbehandlung als die Therapeuten in jener Zeit und auch als die Psychiatriekritiker jener Jahre. Die Therapeuten waren auf Frühentlassung geeicht. Sie versuchten mit aller Macht, Wiederaufnahmen von entlassenen Kranken zu verhindern. Sie verlangten von den Kranken möglichst große Selbstständigkeit und von den Angehörigen möglichst große Unterstützung nach der Entlassung.
2. Die Angehörigen machten geltend, die Klinikentlassung erfolge oft zu rasch (und zu unvorbereitet), die Wiederaufnahme bei einer Verschlechterung des Gesundheitszustandes oft zu zögerlich und nicht selten zu spät. Die Konfrontation mit den Angehörigen ließ erkennen, dass ihnen die Therapeuten manchmal Leiden und Belastungen aufbürdeten, denen sie nicht gewachsen waren und es bis heute nicht sind. Die Auseinandersetzung mit ihnen macht weiterhin deutlich, dass die Therapeuten über jene andere Seite der Schizophrenie – die der Patienten zu Hause und jene der Angehörigen, die mit ihnen leben – sehr wenig wissen.

Mir wurde damals deutlich, dass ein Spannungsfeld zwischen psychiatrisch Tätigen und Angehörigen besteht, das fruchtbar genutzt werden kann, wenn alle Betroffenen – die Kranken, die Angehörigen und die Therapeuten – dies wahrnehmen und sich der Auseinandersetzung stellen. Ich habe damals (1980) in der *Frankfurter Allgemeinen Zeitung* über meine Begegnung mit der National Schizophrenia Fellowship berichtet. Die Leserbriefe, die ich damals erhielt, vermittelten mir den Eindruck, dass auch bei uns ein Bedürfnis nach einem Zusammenschluss bestand. Aber es fehlte damals noch an Kristallisationsmöglichkeiten und an Personen, die bereit und in der Lage waren, diese Bedürfnisse in ähnlicher Weise zu kanalisieren wie John Pringle im Jahr 1970.
Auf örtlicher Ebene bestanden allerdings auch damals schon zahlreiche Selbsthilfegruppen, etwa in Bremen oder in Baden-Württemberg, aber sie scheuten die Öffentlichkeit. Anfang der achtziger Jahre versuchte die Akademie für Sozialmedizin Hannover unter Leitung von Matthias Angermeyer im Rahmen einer Tagung den damaligen Stand der Selbsthilfeinitiative von Angehörigen psychisch Kranker im deutschspra-

chigen und im internationalen Raum darzustellen. Im Vorwort zu dem Buch, das daraus hervorging, geben wir uns optimistisch:

» Die Rückbesinnung auf die Selbsthilfe scheint zur sozialpolitischen Entdeckung dieses Jahrzehnts zu werden. Die Entdeckung der Angehörigen ist anscheinend von ähnlicher Bedeutung für die Psychiatrie der achtziger Jahre. Angehörigenselbsthilfe und Angehörigengruppen vermitteln heute schon merkbare neue Impulse für eine wirksamere Behandlung vor allem der Psychosen aus dem schizophrenen Formenkreis. Sie tragen dazu bei, das Leiden der Betroffenen – der Patienten und ihrer Familien – zu mildern, und helfen ihnen, in erträglicher Weise mit den Auswirkungen der Krankheit zu leben. Zugleich leisten sie einen Beitrag, die Familie vom Stigma der persönlichen Schuld an der Krankheit zu befreien « (ANGERMEYER/FINZEN 1984, S. V).

Zum Zeitpunkt der Tagung zeigte sich aber auch, dass die Zeit für den Zusammenschluss der lokalen Angehörigengruppen zu einer Dachorganisation noch nicht reif war. Einzelne der in Hannover vertretenen Angehörigen machten damals recht deutlich, dass ihnen die Kraft und zum Teil auch der Mut fehlte, sich als Angehörigenvertreter mit einer größeren Öffentlichkeit zu konfrontieren. Dazu bedurfte es weiterer Anstöße. Einer der wichtigsten war ein Buch, nämlich der von Klaus Dörner, Albrecht Egetmeyer und Konstanze Koenning 1982 herausgegebene *Freispruch der Familie.*

Freispruch der Familie

Ab Mitte der achtziger Jahre entstanden vielerorts Angehörigengruppen. Bei der Drucklegung der Neuausgabe des *Freispruchs der Familie* im Jahre 1987 waren 150 solcher Gruppen bekannt. Zwei Jahre vorher, im Juni 1985, war der Bundesverband der Angehörigen psychisch Kranker in Bonn gegründet worden. Seither ist es nicht übertrieben, von einer Angehörigen*bewegung* zu sprechen. Der *Freispruch der Familie* »war ein Meilenstein auf diesem Weg. Ein parteiisches und provozierendes Buch setzte Zeichen, hinterließ Wirkung«, schreibt Heinz Deger-Erlenmeyer vom damaligen Vorstand des Bundesverbandes der Angehörigen im Geleitwort zur Neuausgabe, in dem er auch zur Angehörigenbewegung Stellung nimmt:

» Angehörige und Familien psychisch Kranker, die bis vor einigen Jahren, obwohl existenziell betroffen, hinter den Mauern ihrer Sprachlosigkeit als verschollen galten, oder als ›Ungehörige‹ von den psychiatrisch Tätigen dorthin verbannt wurden, melden sich zu Wort. Sie fordern Mitsprache und bringen ihre in langen Jahren erworbene Kompetenz im Umgang mit dem psychiatrischen Versorgungssystem in den Meinungsprozess ein. Eine bisher unbekannte Größe gewinnt Kontur, ein unberechenbarer Faktor belebt die Psychiatrieszene, und diese hat davon Kenntnis genommen « (Deger-Erlenmeyer 1992, S. 7).

Selbsthilfegruppen von Kranken und ihren mitbetroffenen Angehörigen sind heute in vielen Bereichen in der Medizin längst eine Selbstverständlichkeit:

» Diabetiker, Rheumatiker, Herz-, Hochdruck- und Nierenkranke haben sich zusammengeschlossen, um einander bei der Bewältigung ihrer Leiden zu helfen und um ihre Interessen besser zu vertreten. Die Elternvereinigungen geistig behinderter und autistischer Kinder haben im Grenzbereich der Psychiatrie eindrucksvolle Beispiele dafür geliefert, was Selbsthilfe für die Betroffenen erreichen kann. Vor allem die vielfältigen teilstationären Hilfen von der Tagesförderstätte bis zu beschützenden Werkstätten sind ohne die Mitwirkung dieser Verbände nicht denkbar. Die Lebenshilfe für geistig Behinderte ist zu einem mächtigen Interessenverband geworden. Hier ist es gelungen, durch Selbsthilfe und politische Einflussnahme viel von der früheren Trostlosigkeit des Behindertendaseins abzubauen « (ebd.).

Hinter der wachsenden Bedeutung der Selbsthilfe und der Selbsthilfevereinigungen steht ein gewandeltes Verständnis von Medizin. Ärztliche Behandlung ist nach unserer heutigen Vorstellung keine passive Angelegenheit mehr, die der Kranke nur über sich »ergehen« lassen muss. Aussichtsreiche Therapie ist immer auch Hilfe zur Selbsthilfe. Die Einstellung der Kranken und ihre Bereitschaft zur Mitarbeit an der Überwindung und Kontrolle der Erkrankung sind von größter Bedeutung für das Gelingen des Unterfangens. Für diese Mitarbeit müssen die Kranken gewonnen werden. Und damit sie gewonnen werden können, benötigen sie Informationen, müssen sie wissen, wie ihre Interessenlage ist, müssen sie letzten Endes auch über die Chancen und die Unzulänglichkeiten des Behandlungs- und Versorgungssystems informiert sein. Darüber hinaus müssen sie imstande sein, ihren Interessen gegenüber der Medizin und der Öffentlichkeit Achtung zu verleihen.

Das gilt in besonderem Maße, wenn sie im Gegensatz oder auch im Spannungsverhältnis zu diesen stehen. Dazu bedarf es der Selbsthilfevereinigung als Interessenverband.
Aber das ist nicht alles. Auf dem Weg über die Selbsthilfe können Angehörige sich selbst helfen, können sie voneinander lernen. Sie können von den Erfahrungen der Schicksalsgenossinnen und -genossen profitieren und sie können schließlich der professionellen Psychiatrie Erkenntnisse über die »andere Seite der Schizophrenie« vermitteln, über die jene nicht verfügt.

Angehörige als Experten

Angehörige klagen über die Unfähigkeit der Experten, ihre elementaren Schwierigkeiten zu begreifen. Wenn sie die Therapeuten um Rat fragen, müssen sie damit rechnen, dass sie keine nützliche Antwort erhalten oder statt einer Antwort eine Frage an sie zurückgespielt wird. Ihre eigenen amateurhaften Bemühungen werden dabei mit höflicher Verachtung zur Kenntnis genommen oder schlimmer, als Beweis ihrer eigenen Unnormalität interpretiert.
Angehörigenvereinigungen können hier Abhilfe schaffen, indem sie Selbsterfahrungs-, Selbsthilfe- und Diskussionsgruppen einrichten. Dort werden Probleme erörtert, die die Fähigkeit der Teilnehmenden stärkt, um mit der schizophrenen Psychose leben zu lernen. Die Erfahrungen mit solchen Gruppen zeigen, dass auch scheinbar unerträgliche und unlösbare Schwierigkeiten und Konflikte aufgearbeitet werden können, die andere Gruppenmitglieder bereits erlebt haben. Solche Gruppen machen deutlich, dass die Patientinnen und Patienten selbst viel zu ihrem Nutzen tun können. Sie können außer in der ganz akuten Phase lernen, mit ihrer großen sozialen Verwundbarkeit und ihren besonderen Bedürfnissen nach menschlicher Zuwendung bei gleichzeitiger Wahrung des Abstands zu leben. Ebenso können die Angehörigen viel dazu beitragen, dass es dazu kommt. Sie sammeln im Laufe der Erkrankung ihres Familienmitglieds umfassende Erfahrungen über das Leben mit einem schizophreniekranken Menschen. Sie werden auf diese Weise gleichsam zu Experten für jene »andere Seite der Schizophrenie«, die den psychiatrisch Tätigen allzu oft verborgen bleibt.

Angehörige können und sollen ihr Expertenwissen auch als Interessenvertretung für die psychisch Kranken einsetzen. Sie bringen eine neue Perspektive in die gesundheitspolitische Auseinandersetzung um die weitere Entwicklung der psychiatrischen Versorgung. Sie können und sollen auf Defizite aufmerksam machen, die den Therapeutinnen und Therapeuten oft verborgen bleiben: auf das Leid, das Kranke und Angehörige jenseits der Psychiatrie in der Gemeinschaft der Gesunden erfahren, auf das Unrecht, das ihnen immer noch und immer wieder widerfährt und das die Öffentlichkeit allzu oft nicht zur Kenntnis nehmen will.

Psychiatrie-Erfahrenen-Selbsthilfe

Der Bundesverband der Psychiatrie-Erfahrenen (BPE) gründete sich Anfang der neunziger Jahre, also etwas später als der Verband der Angehörigen. Die Psychiatrie-Erfahrenen hatten es aus vielen Gründen schwerer, sich zusammenzufinden. Vor allem mussten sie sich aus der fatalen Situation befreien, als Objekte der Medizin behandelt zu werden und eben nicht als Partner. Nicht dass dieses Ziel erreicht wäre, aber es hat bei vielen Einsichtigen ein Perspektivenwechsel stattgefunden. Hinzu kommt, dass psychische Leiden die Vereinzelung von Menschen begünstigen und eben nicht ihren Zusammenschluss mit dem Ziel der gegenseitigen Stärkung. Dennoch ist es gelungen! Allerdings musste dabei in Kauf genommen werden, dass das Spektrum des Verbands sehr breit ist: Es reicht von jenen, die in erster Linie eine Verbesserung ihrer Situation innerhalb der Psychiatrie anstreben, über eine Vielzahl von Abstufungen bis hin zu jenen, die psychiatriefeindlich oder »antipsychiatrisch« sind. Das führt nicht nur zu Spannungen innerhalb des Verbandes – eine radikale Berliner Sektion hat sich ganz abgespalten –, es mindert auch seine Schlagkraft, zumal größere Teile des BPE jeglichen Kontakt mit psychiatrischen Vereinigungen ablehnen.
Ganz ohne Zweifel aber leistet der Verband einen gewichtigen Beitrag zur Ausleuchtung von Missständen in der Psychiatrie und der psychiatrischen Versorgung. Das gilt insbesondere für die Auseinandersetzung mit Zwang, Zwangsbehandlung und Gewalt, vor allem struktureller Gewalt in der Psychiatrie, sowie Mängeln in der Einhal-

tung der Grundrechte von Kranken in psychiatrischen Institutionen. Sein Beitrag zur Stigma-Minderung ist meines Erachtens wegen der Abschottung des Verbands eher gering. Wahrscheinlich besteht er vor allem darin, dass die Verbandsfunktionäre durch ihre Tätigkeit zu einem neuen Selbstbewusstsein finden. Deshalb ist es notwendig, die Betroffenenselbsthilfe differenziert zu betrachten.

Anders als bei den Angehörigen scheint mir die Verknüpfung der organisierten Betroffenen und jenen Psychiatrie-Erfahrenen, die sich in lokalen Gruppen zusammenfinden, eher gering zu sein oder ganz zu fehlen. Das mag damit zusammenhängen, dass sehr viele der örtlichen Gruppen in irgendeiner Weise mit psychiatrischen Diensten und Institutionen assoziiert sind. Oft sind sie deren Patienten oder ehemalige Patienten. Manchmal werden sie von diesen auch unterstützt, sei es durch Personen, durch die Bereitstellung von Räumlichkeiten, durch organisatorische Hilfen oder bescheidene finanzielle Zuwendungen. Soweit ich das überblicke, gibt es inzwischen keine psychiatrische Institution, die auf sich hält, die nicht wenigstens versucht, Selbsthilfeaktivitäten von Betroffenen zu fördern. In der Regel vollzieht sich das ohne den Versuch, auf die Inhalte der Begegnungen Einfluss zu nehmen.

Primäres Ziel der Begegnung in solchen Selbsthilfegruppen ist es, die Teilhabe am sozialen Leben zu ermöglichen, die für viele Teilnehmerinnen und Teilnehmer unbefriedigend ist. Unabhängig davon, ob das ausgesprochen wird oder nicht, fördern solche Gruppen nicht nur die soziale Kompetenz ihrer Mitglieder. Sie tragen zugleich zur Verbesserung ihres Selbstbewusstseins bei und leisten einen gewichtigen Beitrag zur Bewältigung der beschädigten Identität der Gruppenteilnehmer – ganz einfach dadurch, dass sie ihre Erfahrungen austauschen, ihre Probleme miteinander besprechen und einander um Rat fragen. Diese Funktion der Selbsthilfe wird wie in den Angehörigengruppen aus meiner Sicht immer noch viel zu wenig gewürdigt. Ähnlich wie die Angehörigen verfügen auch Psychiatrie-Erfahrene über ein spezifisches Expertenwissen, das es zu nutzen gilt. In diesem Bemühen stehen wir nach wie vor ganz am Anfang. Ausnahmen sind die Ex-In-Gruppierungen, wie in Hamburg, die in Kooperation mit (anderen) psychiatrisch Tätigen Wege gefunden haben, sich einzubringen (siehe dazu UTSCHAKOWSKY u.a. 2012).

Psychoinformation

Psychoedukation – besser: »Psychoinformation«, denn Erwachsene erzieht man nicht – ist ein therapieergänzendes Angebot für Kranke und ihre Familien. Sie hat das Ziel, sie bei der Bewältigung der Krankheit und ihrer Folgen zu unterstützen. Die Psychologin Jeanette Bischkopf formuliert das so:

» Es handelt sich dabei um die Vermittlung von relevanten Informationen durch Professionelle an Betroffene. Psychoedukation hat eher den Charakter eines Trainings als einer therapeutischen Sitzung. Mit Psychoedukation werden Interventionen bezeichnet, die Patienten und ihre Angehörigen über die Krankheit und ihrer Behandlung informieren, das Krankheitsverständnis und den selbstverantwortlichen Umgang mit der Krankheit fördern und sie bei der Krankheits-Bewältigung zu unterstützen. Der Begriff wird sowohl für einmalige Informationsveranstaltungen gebraucht als auch für speziell konzipierte Trainings über mehrere Sitzungen « (Bischkopf 2010).

Der Gedanke hinter diesem Konzept ist es, den Kranken zu helfen, durch einen informierten, bewussten Umgang mit dem Leiden rascher zu genesen und weitere Erkrankungen zu vermeiden. Psychoinformation für Angehörige hat das Ziel, diesen zu helfen, besser mit der veränderten Lebenssituation – gegebenenfalls auch mit dem veränderten Verhalten – ihres kranken Mitglieds zurechtzukommen, seine Entwicklung durch konstruktive Unterstützung zu fördern und zur Rückfallprophylaxe beizutragen. Sie hat aber auch das Ziel, Angehörige darin zu unterstützen, sich selbst nicht zu überfordern oder sich nicht mit Selbstvorwürfen zu quälen.

Psychoinformation kann im Übrigen auch im Rahmen von Selbsthilfe durchgeführt werden, und zwar sowohl von Angehörigen als auch von Psychose-Erfahrenen. Professionelle Programme für Betroffene sollten Teile der Entlassungsvorbereitung sein; und Angehörige sollten bereits in der Klinik ausführlich über die Krankheit ihres Familienmitglieds informiert werden. In Selbsthilfegruppen, ob nun von Kranken oder von Angehörigen, ist die Psychoinformation selbstverständlicher Bestandteil regelmäßiger Begegnungen, ohne dass das ausdrücklich so genannt werden muss. Durch die Vermittlung von Wissen und durch die Entlastung von angeblicher Schuld fördert Psychoinformation das

Selbstvertrauen und stärkt die rationale wie emotionale Auseinandersetzung mit Vorurteilen, Diskriminierung und Stigmatisierung. Vor einem Missverständnis sei aber noch gewarnt: Psychoinformation ist kein Indoktrinierungsprogramm zur Sicherung der Medikamenteneinnahme!

Stigmabewältigung und »Entstigmatisierung«

Stigma, erinnern wir uns, ist ein sichtbares oder unsichtbares Zeichen, das dazu dient, »etwas Ungewöhnliches oder Schlechtes über den moralischen Zustand des Zeichenträgers zu offenbaren« (GOFFMAN 1975). Das Stigma »Schizophrenie« entwickelt eine eigene Dynamik, der sich niemand entziehen kann. In ihm begegnen sich Fantasien und Ängste, historische und religiöse Mythen, subjektive Theorien von psychischer Gesundheit und Krankheit, Alltagswissen und soziale Repräsentationen, Bilder und Erinnerungen an den nationalsozialistischen Massenmord an psychisch Kranken und geistig Behinderten, persönliche Begegnungen und Erfahrungen und, nicht zuletzt, Assoziationen, die sich mit dem metaphorischen Gebrauch des Wortes »Schizophrenie« verbinden. Das Stigma ist, das habe ich deutlich zu machen versucht, zur zweiten Krankheit geworden. Seine Bewältigung – sein »Management« (Goffman) – wird somit zur selbstverständlichen Aufgabe bei der Behandlung psychosekranker Personen.

Stigma-Management

Es ist der Symbolgehalt der Schizophrenie, der hier wirksam wird; und dieser ist tief im Irrationalen, tief in unserer Gefühlswelt verankert. Mit anderen Worten: Wir müssen die Stigmatisierung und ihre Folgen im Umgang mit der Krankheit und den davon Betroffenen als *reale* Faktoren in Rechnung stellen und beachten. Das heißt unter anderem, dass wir uns selbst immer wieder fragen müssen, welche sozialen Vorstellungen (Repräsentanzen) von Schizophrenie in uns lebendig sind und ob es uns selbst als Therapeutinnen und Therapeuten gelingt, den irrationalen Anteil davon zu begreifen und im Rahmen der Behandlung zu kontrollieren. Wir können die Stigmatisierung der Schizophreniekranken in unserer Gesellschaft nicht aufheben. Wir können sie als Therapeuten im gesamtgesellschaftlichen Rahmen vermutlich nur sehr eingeschränkt beeinflussen. Aber indem wir uns ihrer bewusst werden und indem wir sie den Betroffenen verständlich machen, können wir den Kranken und ihren Angehörigen helfen, damit umzugehen.

Stigmabewältigung und Stigma-Management sind wichtige Aufgaben der Stigmatisierten und Mitstigmatisierten. Sie bedürfen dabei vielfältiger Hilfe – vonseiten ihrer Therapeuten wie ihrer sozialen Umgebung. An erster Stelle steht die Sensibilisierung dafür, dass ihnen Unrecht geschieht. An zweiter folgt die Hilfe bei der Stärkung ihrer Abwehrkräfte. Alles dies ist Gegenstand eines gesonderten Kapitels. Hier soll es um ein ehrgeizigeres Ziel gehen, nämlich mitzuhelfen, die Öffentlichkeit, die Gesellschaft als Ganzes zu »entstigmatisieren«, um so die Kranken von der doppelten Last des Stigmas und der mühseligen Bewältigungsarbeit zu befreien. Es wäre natürlich wunderbar, wenn das funktionierte.

In den vergangenen Jahrzehnten sind Entstigmatisierungskampagnen auf breiter Basis vom Weltverband für Psychiatrie (WPO) unter dem Namen »Open the Doors« ausgegangen – mit breiter Unterstützung der Pharmaindustrie. Sie haben vor allem in Europa und Nordamerika ein überraschend breites Echo gefunden. Mehr als zwanzig Länder haben sich seit Beginn des Jahrhunderts daran beteiligt. Wolfgang GAEBEL (2005) berichtet in einem Debattenbeitrag in der *Psychiatrischen Praxis* von weltweit über 30 Initiativen in 19 Ländern mit positiver Wirkung und mit gezielten Aufklärungsmaßnahmen. Er schränkt allerdings ein:

» Einzelne Interventionen (können) zwar kurzfristig die Aufmerksamkeit für die Problematik schärfen und in einem gewissen Ausmaß das Wissen über psychische Erkrankungen in einer Zielgruppe verbessern. Langfristige Effekte auf das tatsächliche diskriminierende Verhalten können jedoch nur in kontinuierlichen, auf allen gesellschaftlichen Ebenen stattfindenden Bemühungen aller Beteiligten und Betroffenen erreicht werden « (GAEBEL 2005, S. 219).

Mit anderen Worten: Es handelt sich um eine Herkulesarbeit. Das mag einer der Gründe sein, weshalb Stefan PRIEBE (2005), Gaebels Kontrahent in der Debatte, die Auffassung vertritt, dass solche Antistigma-Kampagnen keinen Sinn haben. Er ist sogar überzeugt davon, dass sie mit ihrer Promotion eines biologischen Krankheitsmodells für schwere psychische Krankheiten (»Psychische Krankheiten sind Gehirnkrankheiten«) potenziell eher schaden. In der Tat habe die Bevölkerung in den letzten Jahren verstärkt ein biologisches Erklärungsmodell für die Schizophrenie akzeptiert. Das habe aber nicht zu einer Minderung der Vorurteile geführt, sondern im Gegenteil die Ablehnung psychisch Kranker begünstigt und das Vorurteil verstärkt, psychisch Kranke seien besonders gefährlich:

» Wahrscheinlich werden psychisch Kranke eher als andersartig und deshalb unberechenbar eingeschätzt, wenn man sie für biologisch erkrankt hält. [...] Statt Werbekampagnen zu konzipieren, sollten sich Psychiater darauf konzentrieren, die Lage psychisch Kranker und ihre soziale Integration in der täglichen Realität zu verbessern « (PRIEBE 2005, S. 220).

Dies ist übrigens eine Forderung, die der deutsche Soziologe Wolfgang STUMME bereits 1971 gestellt hat: Wenn das geschehe, würden sich auch die Vorurteile gegenüber psychisch Kranken vermindern.

Ich werde im Folgenden versuchen, den Möglichkeiten der Verbindung von Stigmabewältigung und Entsigmatisierungsaktionen nachzugehen. Dabei wende ich mich zunächst einigen spezifischen Aspekten der Situation der Psychiatrie, der Kranken und der Angehörigen zu.

Die Psychiatrie

An die Psychiatrie geht die Mahnung, die Schizophrenie als jene psychische Störung, die das öffentliche Bild von ihr bestimmt wie keine andere, als eine Krankheit wie andere auch zu betrachten und zu behandeln. Erst vor Kurzem sagte mir eine Oberärztin angesichts der Ersterkrankung eines jungen Mannes nach vierzehntägigem Therapieverlauf: »Die Prognose ist ja ohnehin nicht gut.« Sie meinte damit zu rechtfertigen, dass man gegenüber dem zweifelnden Patienten und den zögernden Angehörigen nicht mit allem Nachdruck darauf bestehen müsste, die zu Gebote stehenden Behandlungsmöglichkeiten auszuschöpfen.

Kann man sich eine solche Haltung gegenüber einem depressiven, einem persönlichkeitsgestörten oder einem abhängigkeitskranken Menschen vorstellen? Es kann ja sein, dass die Prognose ungünstig ist, aber sollte man nicht wenigstens die vorhandenen therapeutischen Mittel ausschöpfen, bevor man sich dazu äußert? Schizophrenie ist auch innerhalb der Psychiatrie lange mit dem Mythos der Unheilbarkeit behaftet gewesen.

Unheilbarkeit ist zu alledem zumindest emotional immer mit Unbeeinflussbarkeit gleichgesetzt worden. Wer käme etwa bei Diabetes oder bei der Herzinsuffizienz auf diesen Gedanken? Die Schizophrenie ist eine schwere Erkrankung. Sie kann einen ungünstigen Verlauf nehmen. Sie tut das auch häufiger, als wir uns das wünschen. Aber das geht uns mit vielen Krankheiten in der ganzen Medizin so. Die rationale Gegenposition dazu ist Hoffnung, ist Engagement, ist konstruktive Auseinandersetzung, ist Beharrlichkeit ganz im Sinne Eugen Bleulers (1911): »Die Therapie der Schizophrenie ist wohl die dankbarste für den Arzt.« Sie ist das aber nur, wenn er sich intensiv und langfristig engagiert.

Gewiss, es gibt schwer beeinflussbare chronische Verläufe. Gewiss gibt es dauerhaftes halluzinatorisches Erleben, aber doch eher selten; noch seltener ist dies »therapieresistent«. Gewiss, der Stand der Neuroleptikatherapie lässt viele Wünsche offen, aber wenn man sie beherrscht, kann man viel mit ihr erreichen. Die Berechtigung einer optimistischen Haltung hat wenig mit der Prozentzahl der therapeutischen Erfolge oder der Fehlschläge zu tun. Sie leitet sich vielmehr von der Tatsache ab, dass Krankheit und Krankheitsverlauf mit therapeutischen Mitteln beeinflussbar sind. Die pessimistische Grundhaltung der Psychiatrie gegenüber den schizophrenen Psychosen hat über Jahrzehnte aus heutiger Sicht kaum nachvollziehbaren therapeutischen Nihilismus begünstigt, die Verwahrpsychiatrie stabilisiert und kaum vorstellbares unnötiges Leid über hunderttausende Schizophreniekranker gebracht.

Noch 1969 konnte Wolfgang Hartmann aufgrund seiner Untersuchung bei schizophreniekranken Landeskrankenhauspatienten eines Bundeslandes feststellen, kein einziger von ihnen habe nach dem damaligen Stand der Wissenschaft mögliche und angemessene Behandlung erfahren. Ich bin fest davon überzeugt, dass alles dies mit dem Stigma zu tun hat, mit dem mythisch verzerrten Bild der Schizophrenie, von dem Reste immer noch tief in uns allen verwurzelt sind und die manche von uns daran hindern, die Chancen einer zeitgemäßen Schizophrenietherapie mit vollem Herzen wahrzunehmen. Das Buch von Michaela Amering und Margret Schmolke *Recovery* (2012) hat viel dazu beigetragen, dies ins Bewusstsein der Fachwelt zu hämmern.

Nur am Rande sei vermerkt, dass psychiatrisch Tätige Gefahr laufen, die Stigmatisierung der Patienten zu begünstigen: »Studien und persönliche Gespräche mit Betroffenen zeigen immer wieder, dass Menschen mit psychischen Erkrankungen sich von psychiatrisch tätigen Personen stigmatisiert fühlen. Auch Messungen der sozialen Distanz [...] zeigen, dass sich psychiatrische Profis ähnlich stark von psychisch Kranken distanzieren wie die Normalbevölkerung«, hält Lena Freimüller (Freimüller/Wölwer 2012, S. 36) fest (siehe auch Lauber u. a. 2006; Nordt u. a. 2006). Die Psychiater ihrerseits klagen, dass sie durch ihre Arbeit mit psychisch Kranken ebenfalls stigmatisiert werden (Sartorius 2001; Schlosberg 1993).

Die Kranken

Die Kranken erleben die Stigmatisierung und ihre Folgen ständig. Sie müssen sich sorgfältig überlegen, wem sie von ihrer Krankheit erzählen und wem gegenüber sie darüber schweigen. Sie müssen sich überlegen, wie sie sie benennen – ob sie etwa von psychischen Problemen, von Psychose oder gar von Schizophrenie sprechen. Sie stehen immer wieder vor dem Dilemma, einerseits ihre Einschränkungen durch Krankheitsfolgen oder durch Medikamenteneinnahme erklären zu müssen, andererseits nichts preiszugeben, was nachteilig für sie sein könnte. Wenn sie sich entschließen zu schweigen, sind sie diskreditierbar durch Bloßstellung. Wenn sie sich offenbaren, setzen sie sich all jenen Vorurteilen und Fehleinschätzungen aus, die mit dem Bild der Krankheit in der Öffentlichkeit verbunden sind. Allerdings: Im Bekannten- und Freundeskreis sowie unter Kollegen haben sie dann auch die Chance, Hilfe zu erfahren.

Eine Schwierigkeit besteht schon darin, dass sie ja selbst involviert sind in der öffentlichen Meinung und das Bild von der Krankheit trotz gegenteiliger Erfahrungen bis zu einem gewissen Grad sogar teilen. Die Auseinandersetzung mit dieser Tatsache ist ein wichtiger Bestandteil des Stigma-Managements. Erst wenn man sich bewusst ist, dass man sich unberechtigten Gefühlen von Scham, Schuld und Schande wegen seiner Krankheit nicht so leicht entziehen kann, wird die Auseinandersetzung mit der Stigmatisierung und deren Folgen möglich. Unter anderem deshalb ist es notwendig, dass die Kranken ihre Diagnose kennen, dass sie fachlich begründetes Wissen über sie erwerben und dass sie sich auf die Auseinandersetzung mit ihr einlassen. Dazu gehört auch und vor allem die Information, dass in Psychiatrie und Öffentlichkeit unterschiedliche Auffassungen von der Krankheit und der Auseinandersetzung mit ihr herrschen.

Die Angehörigen

Auch die Angehörigen Schizophreniekranker unterliegen dem Stigma: direkt durch Schuldzuweisung, indirekt durch ihre enge Verbindung mit den Kranken. Sie erleben es immer wieder, dass sie von Nachbarn, Freunden und Bekannten behandelt werden, als sei die Schizophrenie ansteckend. Die Krankheit ist ihnen unheimlich und, erinnern wir uns: »Jede Krankheit, die man als Geheimnis behandelt, und heftig genug fürchtet, wird im moralischen, wenn nicht im wörtlichen Sinne ansteckend ›empfunden‹« (SONTAG 1981). »Es scheint so, als brauchten alle Gesellschaften eine Krankheit, die sie mit dem Bösen identifizieren und ihren ›Opfern‹ als Schande anlasten können« (SONTAG 1989).

Wie schmerzlich sich das im täglichen Leben auswirkt, beschreibt Rose-Marie SEELHORST (1984, S. 13):

» Ich habe übrigens die Erfahrung gemacht, dass allein der Name der Krankheit vor allem bei älteren Menschen Verlegenheit und Abblocken auslöst. Selbst nahe Verwandte bedeuteten uns, besser zu schweigen. Ganz allgemein muss ich sagen, dass ein offenes Wort über diese Krankheit nicht gerade kontaktförderlich ist. Aber gerade das hatten wir alle nach einer Zeit der Vereinsamung nötig. Schon lange lebten wir nur noch unter uns. Die Geschwister trauten sich nicht, Schulkameraden mit nach Hause zu bringen, und auch mein Mann und ich lebten eingekapselt mit unserer Sorge. Man muss erst lernen, seine eigenen Sorgen für sich zu behalten und mit andern stattdessen über Unkraut im Garten oder eine Fünf in Mathematik zu sprechen. Eine Freundin sagte mir in aller Offenheit: ›Lass mal was von Dir hören, wenn es bei Euch wieder besser geht.‹ Es ging aber nicht besser. «

Zurückweisung, Diskriminierung, Schuldzuweisung – damit haben Angehörige und Schizophreniekranke zu rechnen. Und sie müssen sich damit auseinandersetzen, müssen sich wehren. Dazu aber benötigen sie Verbündete; und diese finden sie am ehesten und am zuverlässigsten bei anderen Angehörigen. Auch andere Angehörige müssen so etwas wie ein Stigma-Management entwickeln, um einen konstruktiven Weg zur Bewältigung der Familiensituation zu finden. Auch Angehörige sollten sich umfassend über die Krankheit Schizophrenie informieren, ebenso über die sozialen Prozesse der Stigmatisierung, denen sie und ihre kranken Familienmitglieder ausgesetzt sind.

Verstehen, was geschieht, ist ein erster Schritt zur Bewältigung. Auch Angehörige sind aufgerufen, jenseits des Stigmas ein nüchternes Verhältnis zur Krankheit Schizophrenie zu entwickeln. Nur so können sie lernen, Krankheitssymptome von stigmabedingten sozialen Reaktionen zu unterscheiden und entsprechend angemessene Hilfe zu leisten. Nur so können sie lernen, eigene durch die Krankheit ihres Familienmitglieds bedingte Sorgen von jenem Kummer zu unterscheiden, der durch ihre eigene Konfrontation mit Vorurteilen und Schuldzuweisungen verursacht ist. Nur so können sie sich allmählich von jenen falschen Vorstellungen von der Krankheit lösen, die sie entwickelt haben, als bei ihnen noch alles so war, wie es jetzt nicht mehr sein wird. Dabei brauchen sie Unterstützung.

»Antistigma-Arbeit von unten«

Gewiss ist es für die Zukunft eine gesellschaftliche Aufgabe, der Stigmatisierung Schizophreniekranker und anderer Gruppen von Ausgegrenzten durch Aufklärung und Öffentlichkeitsarbeit entgegenzuwirken. Das ist vorrangig eine politische Aufgabe für Verbände und Interessenvertretungen von Psychiatrie, Angehörigen und Kranken; insbesondere Letztere entwickeln in den vergangenen Jahren glücklicherweise immer mehr Dynamik und Kraft in der Auseinandersetzung mit Ungerechtigkeit und Diffamierung. Die Veränderung von Einstellungen und Haltungen ist jedoch ein Prozess, der über Jahrzehnte geht und dessen Ausgang keineswegs gewiss ist. Die Kranken und ihre Angehörigen brauchen jedoch *heute* Hilfe und Rat. Das bedeutet, dass wir sie befähigen müssen, die durch die Stigmatisierung bedingten Ungerechtigkeiten ihnen gegenüber auch als Ungerechtigkeit zu begreifen, sich dagegen zu wehren und sie zu bewältigen, auch wenn das alles andere als leicht ist. Dabei hilft Antistigma-Arbeit »von unten« – ein Ansatz, der sich gezielt an das nähere und weitere Umfeld der Betroffenen und Mitbetroffenen wendet.

Der Begriff der »Antistigma-Kampagne von unten« wurde mutmaßlich von der Hamburger Gruppe (»Irre menschlich Hamburg«) um Thomas Bock geprägt. Gemeint war damit der Versuch, Vorurteile und Diskriminierung zu vermindern, indem man sich auf die Beeinflussung überschaubarer Zielgruppen konzentrierte, die mit dem Lebensumfeld der Betroffenen zu tun hatten. Die Aktivisten solcher Gruppen arbeiten eng mit Betroffenen zusammen. Sie haben meistens ein breiteres Ziel als die bloße Antistigma-Arbeit. Sie vermitteln Geborgenheit und das Gefühl, von der Gruppe gehalten zu werden. Beispiele dafür sind die sogenannten Psychoseseminare (»Trialog«), die bereits in den neunziger Jahren von Thomas Bock und Dorothea Buck initiiert wurden. Auch das Ex-In-Projekt, in dem Psychiatrie-Erfahrene so ausgebildet werden, dass sie in Betreuung und Behandlung von Kranken »von gleich zu gleich« wirksam werden können, indem sie ihre Sachkenntnis durch Erfahrung einsetzen, ist in diesem Umfeld entstanden. In beiden Projekten ist die Hilfe zur Stigmabewältigung eigentlich ein Nebenaspekt, aber deswegen umso wirksamer.

Der Hamburger Verein demonstriert modellhaft, wie solche Projekte organisiert und durchgeführt werden können. Er versteht sich als »Trialogischer Verein«, der von Psychiatrie-Erfahrenen, Angehörigen und Therapeuten getragen wird. Er organisiert Informations-, Begegnungs- und Präventionsprojekte zu allen Aspekten seelischer Gesundheit, psychischer Erkrankung und des Andersseins. Er wirbt für mehr Toleranz im Umgang mit anderen und Sensibilität mit sich selbst. In den zehn Jahren seines Bestehens hat er über tausend Unterrichtsprojekte an Hamburger Schulen durchgeführt. Er ist darüber hinaus in Betrieben, im kirchlichen und im kulturellen Bereich tätig. Und er führt mit seiner »trialogischen Fortbildung« – also unter Einbezug von Psychiatrie-Erfahrenen, Angehörigen und Therapeuten – Veranstaltungen für zahlreiche Berufsgruppen durch: Journalisten, Lehrer, Berufsgruppen innerhalb der Jugendhilfe, Pastoren, Polizisten, Personen aus Wohnwirtschaft und aus Beschäftigungsprojekten. Viel breiter kann man nicht aufgestellt sein (Utschakowski u.a. 2012).

Mit dem eingängigen Slogan »Es ist normal, verschieden zu sein« vermittelt der Verein wichtige Denkanstöße. So heißt es auf der Website:

» Psychische Erkrankungen kommen in unserer Gesellschaft sehr viel häufiger vor, als im Allgemeinen angenommen wird. Sie können in ihren vielfältigen Erscheinungsformen jeden treffen. Diese Möglichkeit gehört individuell zum Wesen eines jeden Menschen. Zugleich spiegeln psychische Erkrankungen aber auch wider, wie leer und hektisch unsere Welt zu werden droht und wie fragwürdig die aktuellen Maßstäbe wie ewige Jugend und unbegrenzte Flexibilität längst geworden sind. Psychisch erkrankte Menschen haben die gleichen Wünsche und Bedürfnisse wie andere auch. Sie sehnen sich nach Anerkennung, sinnvoller Beschäftigung und nach liebevollen Begegnungen. Gleichzeitig reagieren sie besonders empfindsam auf ihre Umwelt mit den alltäglichen Belastungen und leiden besonders stark unter den Vorurteilen in der Bevölkerung und unter sozialer Ausgrenzung. Diese Stigmatisierung wirkt wie eine zweite Krankheit und macht therapeutische Erfolge oft zunichte.
Mehr Toleranz gegenüber anderen und mehr Sensibilität gegenüber sich selbst bedingen sich gegenseitig als notwendige Voraussetzung von seelischer Gesundheit für alle Menschen.
›Irre menschlich e. V.‹ hat es sich als gemeinnütziger Verein zur Aufgabe gemacht, krisenerfahrene Menschen, Angehörige und psychiatrisch Tätige zusammenzuführen, um gemeinsam Vorurteilen entgegenzuwirken und ein menschliches Bild psychischer Erkrankungen zu fördern. Informationen aus erster Hand und unmittelbare Begegnungen sind dabei nach unserer langjährigen Erfahrung am überzeugendsten. «

Dieser Selbstdarstellung des Vereins ist nichts hinzuzufügen – außer vielleicht, dass es inzwischen überall im Land ähnliche Initiativen mit vergleichbaren Ansätzen gibt. Am bekanntesten sind der Leipziger Verein »Irrsinnig Menschlich« und die Münchener Initiative BASTA, die sich als Bündnis für psychisch erkrankte Menschen gegen die Diskriminierung psychisch Kranker versteht und zugleich Angebote verschiedener Art an Betroffene vorhält. Andere machen weniger von sich reden. Das tut ihrer sinnvollen Arbeit keinen Abbruch. Dazu gehören Initiativen von Angehörigenvereinigungen, aber auch von Betroffenengruppen auf örtlicher Ebene – etwa in Münster, Bonn/Siegburg oder in Nürnberg. Unter dem Stichwort »Antistigma-Kampagnen von unten« finden sich zahlreiche Verweise im Internet.

Alle diese Initiativen haben eines gemeinsam: Sie betrachten die von Krankheit betroffenen Menschen nicht als Objekt ihrer segensreichen

Arbeit. Sie schaffen Gemeinsamkeit von Erkrankten, Angehörigen und Professionellen. Sie wirken miteinander für ein besseres und integriertes Leben mit psychisch Kranken in einer oft ablehnenden Umgebung. Und diese Gemeinsamkeit wirkt auf die Beteiligten viel stärker stigmareduzierend, als reine professionelle Projekte das könnten. Sie vermittelt zugleich das Bewusstsein, aufgehoben zu sein, und ist damit kein »Antiprojekt«, sondern gelebte Solidarität.

Antistigma-Kompetenz lehren

Ein vielversprechender neuer Ansatz wurde von Lena FREIMÜLLER und Wolfgang WÖLWER (2012) im Rahmen ihrer Arbeit im »Kompetenznetz Schizophrenie« entwickelt: nämlich mit dem Versuch, gezielt Gruppen im Umgang mit Stigma und Stigmatisierung im Rahmen von Seminaren zu schulen. Sie wollen »Antistigma-Kompetenz« lehren. Sie haben ihren Ansatz in mehrtägigen Workshops für Mitarbeiter und Mitarbeiterinnen psychiatrisch-psychotherapeutischer und psychosozialer Einrichtungen erprobt. Aufgrund ihrer Erfahrungen haben sie ein Trainingsmanual zur Lehre von »Antistigma-Kompetenz« zusammengestellt. Der für den Workshop neu geprägte, zentrale Begriff der Antistigma-Kompetenz »beschreibt die Fähigkeit, sich wirksam gegen Stigma und Diskriminierung zu richten. Sie drückt sich in Wissen, Haltungen und Verhalten aus und bedeutet einen aktiven Beitrag zu einem respektvollen und gleichberechtigten Miteinander« (ebd., S. 7).

Die Zielgruppe wurde bewusst gewählt. Einerseits würden die Professionellen von den Betroffenen nicht selten als Gegner gesehen und erlebt. Andererseits seien sie häufig selbst das Ziel von Stigmatisierung. Besonders bedeutend aber sei die Tatsache, dass »sie als gesellschaftliche Multiplikatoren für Wissen und Haltungen um psychische Erkrankungen wirken und durch ihr konkretes Verhalten wesentlich zur Destigmatisierung beitragen können« (ebd., S. VII).

Die Vermittlung von Wissen ist dabei gewiss der leichteste Teil. Wissen wird erworben; Haltungen und Verhalten müssen langfristig verändert werden, selbst bei gutem Willen. Das setzt die Auseinandersetzung mit eigenen Vorurteilen ebenso voraus wie die Veränderung von eingeschliffenen Alltagsroutinen. Es wird dadurch erleichtert, dass die

Einbeziehung von Krankheitserfahrenen in die Workshop-Leitung das Ausweichen in Allgemeinplätze erschwert. Die gemeinsame Leitung durch eine berufserfahrene Expertin und einen krankheitserfahrenen Experten wird so zur Grundlage der Vermittlung von Antistigma-Kompetenz.

Freimüllers Ansatz hat manche Ähnlichkeit mit dem Hamburger Modell der Antistigma-Arbeit von unten. Die Modelle konkurrieren aber nicht. Sie ergänzen und befruchten einander. Der Unterschied besteht in den Zielgruppen. Aber die sind nicht festgeschrieben.

Mit der zweiten Krankheit umgehen lernen

Die gravierendste Stigmafolge ist die »Beschädigung der Identität« der Betroffenen. Im amerikanischen Original von GOFFMANS Buch *Stigma* (1975) heißt es »spoiled identity«; und »spoiled« wird besser mit »verdorben« oder »ruiniert« übersetzt als mit »beschädigt«. Das bedeutet: Die Stigmatisierung trifft die Stigmatisierten im Kern ihrer Persönlichkeit. Ich habe sie deshalb immer wieder als »zweite Krankheit« bezeichnet – als Zustand, der therapeutischer Aufmerksamkeit bedarf. Man mag darüber streiten, ob es legitim ist, in diesem Zusammenhang von »Krankheit« zu sprechen, aber die ICD-Diagnosekriterien für eine Anpassungsstörung (F 43.25) erfüllt sie.

Erving Goffman vermittelt in seinem Buch, wie er im Untertitel der Originalausgabe ankündigt, »Anmerkungen zum Management« der stigmabedingten Verletzungen; die »Techniken zur Bewältigung«, die der deutsche Untertitel verspricht, bleibt er schuldig. Er hilft uns, Stigma und Stigmafolgen zu verstehen. Er zeigt auch Wege des Umgangs damit. Aber er tritt nicht als Ratgeber hervor. Er überlässt es uns, gangbare Wege des Umgangs und Ansätze zur Hilfe zu entwickeln.

Die meisten von uns haben das als Aufforderung begriffen, das Übel an der Wurzel zu packen – wie wir Mediziner das so gern tun (möchten) – und die Stigmatisierung direkt zu bekämpfen; sei es mit »Entstigmatisierungskampagnen« oder durch »Antistigma-Arbeit von unten«. Ich nehme mich da nicht aus. Aber bei der therapeutischen Arbeit mit psychisch Kranken und in Gesprächen mit ihren Angehörigen wurde mir schon früh klar, dass aus diesem Ansatz für die unmittelbar Betroffenen zunächst wenig Förderliches entsteht. Globale Stigmabekämpfung ist langfristig angelegt. Selbst wenn sie irgendwann einmal erfolgreich sein sollte bzw. in die Bevölkerungsbreite einsickert, stellt sich ja die Frage, was wir *heute* für die Betroffenen tun können. Ein solcher Ansatz ist ja noch nicht *therapeutisch*.

Allerdings ist auch klar, dass wir die psychosozialen Stigmafolgen bei der Behandlung psychisch Kranker nicht auf sich beruhen lassen können. Sie stellen jenseits des Leidens daran ein Therapiehindernis ersten Ranges dar. Kranke, deren Selbstachtung darniederliegt und deren Lebensenergie krankheitsbedingt reduziert ist, haben wenig Kraft, aktiv an ihrer Behandlung mitzuwirken. Die Krankheit ist oft so eingreifend, dass die zusätzlichen Belastungen durch Vorurteile, Diskriminierungen und Ausgrenzungen eine schwere Komplikation darstellen.

Die Stigmatisierung als zweite Krankheit zu betrachten bedeutet nicht, sie losgelöst vom Grundleiden zu behandeln. An erster Stelle steht dessen Behandlung. Die Auseinandersetzung mit Vorurteilen und Diskriminierung und deren Bedeutung für die Selbstwahrnehmung der Kranken muss aber die Therapie von Anfang an begleiten. Voraussetzung dafür ist die Wahrnehmung der Krankheit und ihrer Folgen durch die Betroffenen selbst – das Begreifen, was da mit ihnen geschieht. Voraussetzung dafür ist, dass diese ihren Zustand als »Krankheit« oder zumindest als schwerwiegende Veränderung ihres Daseins wahrnehmen. Erst dann wird ein Gespräch möglich, das geeignet ist, zur Klärung ihrer Situation und ihrer Benachteiligungen beizutragen.

Da das konstante Gespräch ohnehin die Grundlage für eine Verständigung zwischen Kranken und Therapeuten über eine gemeinsam getragene Therapie ist, ist es sinnvoll, auch die Probleme um Vorurteile und Diskriminierung einzubringen – immer wieder und auch zwanglos. Zu den Themen, die in diesem Zusammenhang angesprochen werden müssen, gehört zuallererst der Austausch über das Wesen der Krankheit: ihr Bedingungsgefüge; ihre übliche Behandlung und die Alternativen, ihren Verlauf (im günstigen und im ungünstigen Fall) und darüber, was man selbst beitragen kann zu einem günstigen Verlauf.

Alles dies muss selbstverständlicher Bestandteil stetiger Aufklärungsgespräche mit den Kranken und den Angehörigen sein – »stetig« deshalb, weil man nicht davon ausgehen kann, dass in der akuten Phase der Krankheit alle übermittelten Informationen auch ankommen und verstanden werden. Das hat zunächst noch nichts mit Stigmabewältigung zu tun. Aber das Suchen und Finden einer gemeinsamen Gesprächsbasis mit der Etablierung eines Vertrauensverhältnisses ist die Grundvoraussetzung dafür, dass eine solche Arbeit möglich wird. Wenn man so weit ist, gilt es, einige Leitgedanken zu vermitteln. Dazu gehören:

Psychoinformation ist sinnvoll: Um das zu unterstreichen, ist eine gründliche Auseinandersetzung über die Krankheit im Rahmen von Psychoinformation bzw. Psychoedukation notwendig. Diese kann in der Klinik und einer anschließenden ambulanten Behandlung durch Therapeuten erfolgen. Sie kann ihren Platz aber auch im Rahmen von trialogischen Angeboten oder in der Selbsthilfe von Betroffenen und Angehörigen finden. Es handelt sich dabei nicht um eine besondere Form der Therapie, auch nicht um »Erziehung«, wie die Bezeichnung Psycho*edukation* nahelegt. Es geht vielmehr um die Kombination von aufklärenden Informationen mit einem Training, das die Gefühle ebenso anspricht wie den Verstand.

Schreiendes Unrecht erkennen und anerkennen: Die Instrumentalisierung von Vorurteilen, Diskriminierung und Stigmatisierung sind schreiendes Unrecht gegenüber erkrankten Menschen. Sie verletzen diese schlimmstenfalls im Kern ihrer Persönlichkeit und beschädigen ihre Identität. Gegen Unrecht aber kann und muss man sich wehren. Das Ziel muss es sein, die Kranken dazu zu befähigen. Solange man zu krank ist, um dazu in der Lage zu sein, braucht man Helferinnen und Helfer. Diese findet man unter den Therapeuten, in Selbsthilfevereinigungen von Kranken und Angehörigen, aber auch in anderen Gruppen auf lokaler Ebene, die sich den Kampf dagegen zur zentralen Aufgabe gemacht haben. Ich habe das oben am Beispiel des Hamburger Vereins »Irre menschlich e. V.« dargestellt. Als Betroffener hat man das Recht, solche Hilfe einzufordern. Man hat auch das Recht, sich zu empören, wenn einem ein solches Unrecht widerfährt.

Niemand ist schuld: Bei schizophrenen Psychosen handelt es sich um eine Krankheit, deren Ursache nicht geklärt ist, und nicht um die Folgen von Versäumnissen oder Fehlleistungen der Eltern oder der Erziehung in Kindergarten und Schule. Und – wichtig! – auch die Kranken selbst sind nicht *schuldig*!

Nicht mit sich selbst hadern: Nicht ganz selten wird die Gegenwehr Betroffener – Angehöriger wie Kranker – dadurch behindert, dass diese mit sich selbst hadern: die Angehörigen, indem sie sich von Schuldgefühlen und Schuldvorwürfen Dritter zerfressen lassen; die Kranken, indem sie sich den Schuh anziehen, die Diskriminierung durch die anderen erfolge im Grunde nicht zu Unrecht. Die Vorurteile seien ja eigentlich berechtigte Urteile über ihr Versagen. Sie verlieren darüber ihre Selbstachtung und nehmen ihre Isolierung und Ausgrenzung als »gerechte« gesellschaftliche Sanktionen an. Das Risiko, dass so etwas geschieht, ist beträchtlich, wenn ihm nicht entschlossen entgegengewirkt wird. Dazu ist Hilfe erforderlich.

Etwaige »Selbststigmatisierung« reflektieren: Für das Phänomen der eigenen Schuldzuweisung den Begriff der »Selbststigmatisierung« zu erfinden ist aus meiner Sicht zynisch oder birgt mindestens eine verdeckte ungerechtfertigte Abwertung der Betroffenen. Es unterstellt diesen Personen Aktivitäten, sich selbst zu schädigen. Es verleugnet die unumstößliche Tatsache, dass die Stigmatisierten Opfer eines gesellschaftlichen Prozesses sind, gegen dessen Folgen sie wegen ihrer Krankheit zunächst wehrlos sind – es sei denn, sie erfahren Unterstützung von dritter Seite. Die britische Patientenrechtlerin Liz SAYCE (1998, 2000) hat schon früh Einwendungen gegen die Vereinnahmung des Stigmabegriffes durch die Psychiatrie erhoben. Sie befürchtet, dadurch würden die Betroffenen ins Zentrum der Aufmerksamkeit gerückt und nicht die Gesellschaft und die sozialen Prozesse, die für das Unrecht an ihnen verantwortlich seien. Tatsächlich sind ihre Befürchtungen weitgehend eingetroffen. Im Begriff der »Selbststigmatisierung« hat dieser Prozess einen unrühmlichen Höhepunkt erreicht (siehe auch das eigene Kapitel dazu). Ich erwähne den Begriff an dieser Stelle, weil er sich möglicherweise trotz seiner Problematik durchsetzen wird, zumal die »Diagnose« des Selbststigmas (im Gegensatz zum öffentlichen Stigma) seinen Befürwortern Anlass zur Behandlung ist. Im Ergebnis dient sie also einem ähnlichen Zweck wie mein Hilfsbegriff der »zweiten Krankheit«.

Voraussetzungen für Selbsthilfe schaffen: In jedem Fall benötigen die Kranken Hilfe, insbesondere solange sie durch die Schwere ihres Leidens, das ja auch mit kognitiven Beeinträchtigungen einhergeht, in ihrer gewohnten sozialen Kompetenz beeinträchtigt sind. Mit anderen Worten: Die Grundvoraussetzung dafür, dass sie sich konstruktiv und kompetent mit dem sozialen Unrecht, das ihnen geschieht, auseinandersetzen können, ist es, dass sie mit ihrem Verstand und ihren Gefühlen zu begreifen lernen, was sich da gesellschaftlich und kulturell vollzieht. Das wird ihnen umso leichter fallen, je günstiger die Grundkrankheit verläuft. Dann werden sie auch in der Lage sein, anderen Kranken, die in die gleiche Situation geraten sind, im Rahmen von Selbsthilfe- und Trialogereignissen Hilfe zu leisten.

Mittel und Wege: Die Instrumente zur Behandlung der zweiten Krankheit sind vielfältig. Für mich steht das Gespräch zwischen allen Beteiligten an erster Stelle. Im stetigen Gespräch können viele Probleme zum rechten Zeitpunkt einbezogen werden. Informationsvermittlung, lebendiges Lernen und Training sind Elemente der meisten (psycho) therapeutischen Verfahren, ohne selbst »Therapie« zu sein. Es ist aber auch möglich, die Stigmabekämpfung in spezielle Veranstaltungen zu verlagern. Dazu gehören Kurse in Psychoinformation, Psychoedukation und Trialogveranstaltungen oder der kollegiale Austausch, der ja auch ein Erfahrungsaustausch ist, etwa in Selbsthilfegruppen.

Perspektiven

Die Behandlung der zweiten Krankheit ist nur dann aussichtsreich, wenn die Behandlung der Grunderkrankung stimmig ist – und wenn die psychiatrische Krankenversorgung zeitgemäß und qualitativ hochstehend erfolgt. Es ist illusorisch, gegen Vorurteile und Diskriminierung anzukämpfen, wenn man die Kranken behandelt wie im psychiatrischen Mittelalter. Die psychiatrische Versorgung hat immer noch erhebliche Mängel, die nicht nur in ökonomischen Defiziten begründet sind. Viel schwerer wiegen die Mängel der Behandlungs- und Umgangskultur. Diese sind im Hinblick auf die Bekämpfung von Vorurteilen und Diskriminierung besonders heikel. Die Forderung Wolfgang STUMMES (1975) gilt nach wie vor, die Psychiatrie sei gut beraten, ihre Energie auf die Verbesserung ihrer Krankenversorgung zu konzentrieren. Eine bessere Psychiatrie sei im Hinblick auf den Abbau von Vorurteilen und Diskriminierung wirksamer als Vorwürfe an die Gesellschaft, diese komme ihren Verpflichtungen gegenüber den psychisch Kranken nicht nach.

Es gilt zu bedenken, dass wir in den vergangenen vier Jahrzehnten der Öffentlichkeit drastische Veränderungen im Hinblick auf die Konfrontation unserer Mitbürgerinnen und Mitbürger mit psychischen Leiden »zugemutet« haben. Noch in den siebziger Jahren waren die schwer kranken Patientinnen und Patienten abgeschirmt von der Gemeinschaft der Gesunden hinter Anstaltsmauern interniert. Danach führte die gewollte Öffnung der Anstalten, die Rückkehr nur teilweise genesener Patienten in die Gemeinschaft der Gesunden im Rahmen des radikalen Wandels von der Verwahrpsychiatrie zur gemeindenahen Psychiatrie zu einer bis dahin nie gekannten Begegnungsintensität zwischen Gesunden und psychisch Kranken in Familien und Nachbarschaften, auf die diese nicht oder unzureichend vorbereitet waren. Es lohnt, darüber nachzudenken und sich zu fragen, welche gesellschaftlichen Rahmenbedingungen für den Abbau von Vorurteilen, Diskriminierung und Ausgrenzung notwendig sind und was geschieht, wenn diese nicht vorhanden oder nicht ausreichend tragfähig sind.

Der Rahmen: Stigmatisierung in Kultur und Gesellschaft

Vorurteile, Diskriminierung und Stigmatisierung von Einzelnen und von Gruppen sind nicht naturgegeben. Sie sind situationsabhängig und spezifisch für einen bestimmten kulturellen und sozialen Rahmen in einer bestimmten Zeit. Erving GOFFMAN (1977) spricht in diesem Zusammenhang von einem sozialen Rahmen, in dessen Grenzen unsere sozialen Werte und Normen gelten, nicht aber die unserer Nachbarn oder Fremder, die sich einem anderen Kulturkreis zugehörig fühlen. Ich nenne ein drastisches Beispiel: Thilo SARRAZIN (2011) spricht in abfälliger Weise von »türkischen Kopftuchmädchen«. Zu Hause, in der Türkei, in Anatolien, ist das Kopftuch für die meisten Menschen eine kulturelle Selbstverständlichkeit; das war es vor sechzig Jahren auch bei uns. Die meisten erwachsenen Frauen auf dem Land trugen ein Kopftuch, wenn sie außer Haus gingen. Krankenschwestern und Diakonissen wurden von ihren Verbänden bis in die achtziger Jahre hinein verpflichtet, Hauben oder Schleier zu tragen. Zu Verunsicherung und zu Konflikten kommt es, wenn der situative Rahmen sich ändert. Das »türkische Kopftuchmädchen« löst heute in unserer Gesellschaft bei vielen Menschen Ressentiments aus: Der kulturelle Rahmen hat sich verschoben.

Ein anderes Beispiel: GOFFMAN (1975) berichtet von einem Taxifahrer, der aus der kleinen Gemeinschaft der Taxifahrer einer amerikanischen Stadt ausgegrenzt und diskriminiert wurde, weil er als Akademiker nicht zu ihnen passte. Heute scheint uns das absurd, nachdem sich seit den siebziger Jahren zahlreiche Studenten und arbeitslose Akademiker als Taxifahrer durchschlagen: Der Rahmen hat sich verändert.

Diese Beispiele mögen trivial sein, aber sie unterstreichen die Tatsache, dass Stigmatisierung nicht das Ergebnis unveränderlicher gesellschaftlicher Werte und Normen ist. Das bedeutet: Wenn wir sie beeinflussen wollen, müssen wir eine Analyse des sozialen Rahmens vornehmen, innerhalb dessen sie stattfindet.

Ein solcher Rahmen kann die Gesamtgesellschaft sein. Dann wird das Stigma gegebenenfalls zum Gegenstand globaler Antistigma-Kampa-

gnen. In der Regel deckt er aber begrenzte soziokulturelle Felder ab, etwa die Familie und die Familienumgebung, den Freundeskreis und die Nachbarschaft, die Schule, die Arbeitsumgebung der Betroffenen und ihrer Familie oder die Gemeinde, in der sie leben; die psychiatrischen Einrichtungen, ihre Praktiken und ihre Mitarbeiter, die Medizin und die Pharmaindustrie, die Verbände der Psychiatrie-Erfahrenen und der Angehörigen; die lokale und die regionale Politik, die lokalen und überregionalen Medien sowie das, was man öffentliche Meinung nennt – vor allen anderen aber die einzelnen Betroffenen.
Wenn wir uns gegen die Stigmatisierung wenden, müssen wir uns genau überlegen, wen und was wir in welcher Weise beeinflussen wollen, welche Ziele wir kurz- und mittelfristig verfolgen – und wie aussichtsreich unsere Anstrengungen sein werden. Wir müssen eine Rahmenanalyse vornehmen. Dabei muss uns klar sein, dass sich die einzelnen Bereiche überschneiden. Das sollte uns aber nicht dazu verführen, mehrere Ziele gleichzeitig zu verfolgen. Wir sollten versuchen, erkennbare Tendenzen zu nutzen, die geeignet sind, Vorurteile aufzuweichen und Diskriminierungen aufzuheben. Und wir sind gut beraten, unsere Kräfte zu schonen, wenn wir erkennen, dass wir Gefahr laufen, gegen alle möglichen Wände anzurennen.

Vom moralischen Rigorismus zur Liberalität und wieder zurück

Unsere Gesellschaft hat sich seit Ende der sechziger Jahre drastisch verändert. Die starre Nachkriegsordnung geriet damals im Zeichen der achtundsechziger Bewegung und des Appells des damaligen Bundeskanzlers Willy Brandt, Reformen zu wagen, in Bewegung. Damals haben wir große Fortschritte im Hinblick auf Toleranz und Liberalität gemacht. Auf den ersten Blick zumindest ist es so: Im Rahmen der großen Strafrechtsreform der siebziger Jahre wurden alle möglichen verstaubten Straftatbestände abgeschafft, neben homosexuellen Beziehungen, die bis 1980 zudem noch als psychische Krankheit klassifiziert wurden, etwa Ehebruch und Kuppelei; auch die Reform des Abtreibungsrechts gehört dazu. Genauso wichtig waren die Abschaffung des »Zuchthauses«, die Einführung der Bewährungs- und der Geldstrafe, die Reform des Jugendstrafrechts und die allgemeine Verkürzung der Strafdauer. Denken wir auch an all die Veränderungen, die sich hinter dem Wandel von der »Fürsorge« zum Kinder- und Jugendhilfegesetz verbergen. Oder an die Veränderung der Sexualmoral und die Pluralität von Lebensformen, die sich mit der Anerkenntnis verbinden, eine multikulturelle Gesellschaft zu sein.

Für die Psychiatrie gehörten die drastische Verminderung der Zahl der strafrechtlich untergebrachten psychisch Kranken und die Verkürzung der Unterbringungsdauer dazu. Auch die Psychiatriereform mit der Öffnung der Anstalten und der Gedanke der frühzeitigen Rückkehr der Kranken in ihre Heimatgemeinden gehört in diese Zeit: Alles dies sind Zeichen von mehr Toleranz, von weniger Vorurteilen und Diskriminierung, obwohl die Rückkehr der früheren Anstaltspatienten in die Gemeinschaft der Gesunden eine Herausforderung für alle Beteiligten war. Natürlich war das nur möglich, weil es gleichzeitig beträchtliche Fortschritte bei der Behandlung psychischer Krankheiten gab.

Dennoch müssen wir sehen, dass die größere Toleranz gegenüber psychisch erkrankten Menschen auch »von oben« eingefordert war. Natürlich musste es dagegen Widerstand geben – wie überhaupt gegen das große Anliegen der nachwachsenden Generation, die Gesellschaft zu verändern. Allmählich wurde aus der liberalen Gesellschaft im Bewusstsein großer Teile der Bevölkerung die »permissive« Gesellschaft. Seit Anfang der achtziger Jahre schwingt das Pendel wieder zurück. Seither erschallt regelmäßig der Ruf nach Verboten unerwünschter »Umtriebe«, nach schärferen Gesetzen, längeren Haftstrafen, Sicherungsverwahrung und vermehrter strafrechtlicher Unterbringung psychisch kranker Rechtsbrecher – alles das, obwohl die Zahl der Straftaten, die solche Maßnahmen rechtfertigen, zurückgegangen ist. Die Vervielfachung solcher Unterbringungen ist ein relativ zuverlässiger Maßstab für die gesellschaftliche Entwicklung. Sie zeigt zugleich, dass der neue Zeitgeist kein einfacher Weg zurück ist. Für die meisten psychisch Kranken hat sich die Situation verbessert, auch ihre soziale Akzeptanz. Aber eine beachtliche Minderheit zahlt den Preis für die größere Freiheit der anderen. Sie wird massiv ausgegrenzt – und zwar unter aktiver Mitwirkung der Psychiatrie!

Ich habe zu zeigen versucht, wie der Zeitgeist eine Gesellschaft innerhalb einer Generation verändern kann: vom moralischen Rigorismus zu Toleranz und Liberalität, ja Permissivität, und wieder zurück. Ich habe die Rechtsentwicklung mit Bedacht als Beispiel gewählt, weil die Entwicklungen dort, wenn auch mit Verzögerung, am deutlichsten festgeschrieben werden. Dabei geht es mir darum, zu demonstrieren, wie sich hier eine Entwicklung vollzieht, auf die der Einzelne so gut wie keinen Einfluss hat. Da nützen keine Aufklärungs- und keine Antistigma-Kampagnen. Man kann auf der gesamtgesellschaftlichen Ebene nichts daran ändern. Man kann allenfalls versuchen zu verstehen, was sich da vollzieht. Das ist wichtig, wenn man im Alltag mit Menschen zu tun hat, die Vorurteilen, Diskriminierungen und Stigmatisierungen ausgesetzt sind.

Gesellschaften, die sich liberalisieren, die ihre sozialen Normen lockern und vermehrt Spielräume für zuvor als abweichend sanktioniertes Verhalten gewähren, sind sich ihrer sicher und blicken optimistisch in die Zukunft. In dem Augenblick aber, in dem Ängste aufkommen, in dem sie um ihren Zusammenhalt fürchten, ziehen sie die Grenzen des Tolerierbaren wieder enger. Was vorher integrierbar erschien, wird jetzt abgelehnt und ausgegrenzt. Davon betroffen sind vor allem Gruppierungen am »Rande« der Gesellschaft; und dazu gehören auch die – sichtbar – psychisch Kranken. Man scheint zu hoffen, auf diese Weise einen befürchteten gesellschaftlichen Zerfall aufzuhalten. Man besinnt sich auf »bewährte« alte Werte. Man grenzt sich von dem Bedrohlichen ab – und von dem Fremden. Die Angst, die eigene Identität zu verlieren, lässt sich gut von Populisten nutzen. Sie transportiert mehr Irrationalität als Rationalität, mehr Vorurteile und Diskriminierungen als realitätsgerechte Analysen.

Mechanismen der Ausgrenzung

Zu den sozialen Mechanismen der Ausgrenzung gehört die »Pflege« von Vorurteilen, Diskriminierung und Stigmatisierung. Am deutlichsten sieht man das heute am Umgang mit Menschen muslimischen Glaubens. Im ersten Jahrzehnt dieses Jahrhunderts wurden aus Türken, Albanern oder Arabern »Muslime« und aus Muslimen schließlich »Islamisten«. Ähnliche Mechanismen wirken überall, wo den jeweils handelnden Personen die soziale Abgrenzung zur Bewahrung der eigenen Identität notwendig erscheint. Das gilt auch gegenüber psychisch

Kranken. Es gibt eine umfangreiche soziologische Literatur, die sich mit den Phänomenen der Ausgrenzung unter dem Aspekt der Interessen der Gesamtgesellschaft befasst. Ich konzentriere mich hier bewusst auf wenige klassische Autoren, die im Laufe meiner psychiatriesoziologischen Arbeit immer wieder meine Gewährsleute gewesen sind: Neben Erving Goffman sind das Elaine und John Cumming, Kai Erikson, Talcott Parsons, Harold Garfinkel und Troy Duster. Ihre Veröffentlichungen zu unserem Thema sind bereits in den fünfziger und sechziger Jahren des vergangenen Jahrhunderts erschienen.

Anfang der fünfziger Jahre führten die Soziologin Elaine CUMMING und der Psychiater John CUMMING (1957) in zwei kanadischen Kleinstädten eine frühe »Antistigma-Kampagne« durch. Das Wort gab es damals natürlich noch nicht. Sie nannten ihr Projekt ein »Experiment zur Gesundheitserziehung«. Es war in vielfacher Hinsicht eine Pionierleistung: eine kontrollierte sozialwissenschaftliche Untersuchung bei gleichzeitigen Interventionen in der einen Gemeinde und einem »Wohlfühlprogramm« in der anderen. Das Ergebnis schockierte die Wissenschaftler. In der Gemeinde, in der wenig getan wurde, hatte sich nach Abschluss des einjährigen Experiments erwartungsgemäß kaum etwas verändert. In der Gemeinde aber, die mit der Antistigma-Kampagne überzogen worden war, hatten sich die Vorurteile verschärft. Die Einwohner reagierten ängstlicher als vorher auf psychisch Kranke; und sie begegneten den Wissenschaftlern unverhohlen feindselig. Viele weigerten sich, überhaupt mit ihnen zu reden.

Die Autoren, die von der Idee einer gemeindenahen Psychiatrie beseelt waren, hatten es versäumt, die kulturellen und gesellschaftlichen Hintergründe des Umgangs mit den »Geisteskranken« genauer zu analysieren. Die Einwohner der beiden Städte hätten sich so etwas damals aber gar nicht vorstellen können. Bei einer nachgeholten Analyse stellte sich heraus, dass die Psychisch-Kranken-Rolle im Bewusstsein der Bevölkerung jener von Toten am nächsten war. Unter diesem Aspekt musste das Projekt scheitern. Dennoch hatte das Experiment einen bleibenden Wert. Es zeigte auch, wie man Antistigma-Arbeit nicht machen sollte.

Kai ERIKSON (1972) hat in den fünfziger Jahren einige wichtige psychiatriesoziologische Arbeiten veröffentlicht. Hier geht es um die Hexenjagd der Jahre 1692 und 1693 in Salem, einer bis dahin wenig auffälligen kleinen Gemeinde in Neuengland. Dort eskalierte unter dem

Einfluss eines Pfarrers innerhalb kurzer Zeit die Häufung psychischer Auffälligkeiten, die bestimmte Gemeindemitglieder durch Hexerei herbeigeführt haben sollten. So kam es zu einer Epidemie von Terror, in deren Verlauf mehr als fünfzig Menschen gefoltert und zwanzig gehängt wurden – die meisten davon Frauen aus ärmeren Gesellschaftsschichten. ERIKSON (1978) spürt dieser primär unerklärlichen Entwicklung nach, die letztlich einen Schnelldurchlauf von Schuldzuweisungen, Diskriminierungen und Stigmatisierungen darstellte. Es gibt keinen Grund anzunehmen, dass sich so etwas nicht wiederholen könnte.

Mit den Hintergründen und den Abläufen solcher Entwicklungen befassen sich die Studien des Ethnomethodologen Harold GARFINKEL (1956) und des Symbolischen Interaktionisten Troy DUSTER (1973). Garfinkel analysiert die Bedingungen für »erfolgreiche Ausgrenzungsrituale«. Duster formuliert 15 Jahre später sechs Bedingungen für »Massenmord ohne Schuldgefühl«:

»Heimlich und fast unbemerkt von einigen hat diese Nation [USA] alle Voraussetzungen für den schuldgefühlfreien Massenmord an Vietnamesen und den benachbarten Völkern entwickelt und ist auch bezüglich der Black Panters schon ganz gut weitergekommen« (ebd., S. 76).

»Die allgemeine Bedingung für Massenmord ohne Schuldgefühle ist es, dass den Opfern der Status von Menschen abgesprochen wird. Man gibt den Opfern Namen wie ›Gooks‹, ›Dinks‹, ›Niggers‹, ›Pinkos‹ und ›Japs‹. Je mehr man hohe Funktionäre in Regierung und Verwaltung dazu bringen kann, diese Namen und andere wie ›gelbe Zwerge mit Dolchen‹ oder ›faule Äpfel‹ zu verwenden, umso größer der Erfolg« (ebd., S. 78).

Troy Duster sieht die Bedingungen für einen Massenmord ohne Schuldgefühl in der Verbindung von denunziativer Ideologie, Aktivierung individueller Ressentiments und organisatorischer Unterstützung durch staatliche Autoritäten. Die sozialen Prozesse, die er darstellt, sind die der Stigmatisierung.

Harold GARFINKEL (1956) argumentiert differenzierter. Vor allem fehlt bei ihm die anklagende Note. Für ihn haben Degradierungsrituale eine soziale Funktion, sind sie doch ein Zeichen der Funktionsfähigkeit einer Gesellschaft. Nur Gesellschaften, die völlig demoralisiert und vom Zerfall bedroht seien, hätten keine solchen Rituale. Für ihn ist es ein Axiom, dass die sozialen Strukturen aller Gesellschaften über Routinen verfügen, die Identität ihrer Mitglieder zu zerstören und ihnen eine andere Identität auf einem niedrigeren sozialen Niveau zuzuweisen – ebenso wie sie über Routinen verfügen, Gefühle von Scham und Schuld auszulösen. Während diese sich gegen das Selbst richten, sind Degradierungsrituale Angriffe auf die betroffenen Personen mit dem Ziel, ihr den angestammten sozialen Status zu entziehen und sie aus ihrem sozialen Netzwerk auszuschließen. Grund dafür sei moralische Entrüstung (»moral indignation«). Das Mittel dazu ist die öffentliche Verunglimpfung, ja der Fluch: »Ich rufe alle Menschen auf, Zeugnis abzulegen, dass dieser Mensch nicht der ist, der er vorgibt zu sein, sondern jemand anders, im Kern seiner Persönlichkeit ein ›niedrigeres‹ soziales Wesen!« (ebd., S. 423).

Unter diesem Aspekt wird verständlich, dass der große soziologische Theoretiker Talcott PARSONS (1967) in seinem Aufsatz über »Definitionen von Gesundheit und Krankheit im Lichte der amerikanischen Werte und der Sozialstruktur Amerikas« festhält, dass *Stigmatisierung unter bestimmten Umständen notwendig* ist, um Kranke daran zu hindern, es sich in den Privilegien der Krankenrolle bequem zu machen.

Während bei uns Einigkeit darüber besteht, dass Stigmatisierung etwas Negatives ist, verweisen einige Sozialwissenschaftler der fünfziger und sechziger Jahre auf deren soziale Funktion. Sie trage zum sozialen Zusammenhalt bei, indem sie bestimmte Gruppierungen ausgrenze, die diesen Zusammenhalt bedrohen, sei es gefühlt oder tatsächlich. Dieser Ausschluss habe zwei Funktionen. Er befreie er die Gemeinschaft von »Störern«. Durch deren Entfernung werde sie »gereinigt«, indem abweichendes Verhalten und »destruktive Ideen« ausgemerzt würden. Zugleich benennt er Gruppen von Systemgegnern, denen man als Außenfeinden die Schuld für Fehlentwicklungen, soziales Unglück und wirtschaftliches Elend zwanglos zuschreiben könne. Entscheidend dabei ist die Überzeugung der Autoritäten und Meinungsführer der Gesellschaft, dass das tatsächlich so ist.

Kai Erikson schildert das am Beispiel der Hexenverfolgungen in Salem, Troy Duster am Beispiel der destruktiven Psychologie der Amerikaner im Vietnamkrieg. Dass die Zerstörungswut in beiden Fällen in keinem Verhältnis zum ursprünglichen Anlass steht, ist die bittere Kehrseite eines solchen Denkens. Die Arbeiten der Cummings und von Parsons behandeln ganz andere Teilaspekte der Stigmatisierung. Die

Cummings fragen nach den Ursachen des Scheiterns ihrer »Antistigma-Kampagne« und stoßen dabei auf ein unerwartetes Ergebnis. Sie hatten versäumt, die Rolle der psychisch Kranken in der Kultur der kanadischen Kleinstädte einer genaueren Analyse zu unterziehen. Wenn es so war, dass die Rolle der psychisch Kranken dort jener der Toten am nächsten kam, war eine Kampagne wie die ihre von vornherein zum Scheitern verurteilt.

Parsons' mehr oder weniger apodiktische Feststellung, Stigmatisierung von Kranken sei etwas Nützliches und Notwendiges, ist so etwas wie ein Paukenschlag in der »Antistigma-Debatte«. Ich warne davor, seine Argumentation einfach wegzuwischen, weil sie mehr als fünf Jahrzehnte alt ist. Man muss das exakter einbeziehen, um die gesellschaftliche Funktionalität von Stigmatisierung zu begreifen – die man deshalb nicht für »richtig« halten muss.

Die Argumentation der Funktionalität bewegt sich in einer Linie parallel zu jener von Garfinkel, der – auch unter Berufung auf Max Scheler – hervorhebt, dass es keine intakte Gesellschaft gebe, die nicht über Mechanismen zur Ausgrenzung und zum Ausschluss von Mitgliedern verfügt, die, aus welchen Gründen auch immer, die moralische Empörung der Gemeinschaft der Guten herausfordern. Und das sind Prozesse der Stigmatisierung, die im Interesse der Funktionsfähigkeit der jeweiligen Gesellschaft als notwendig, ja als unausweichlich empfunden werden. Dabei ist wichtig, dass diese Prozesse, die Degradierungsrituale, sich wesentlich auf emotionale und nicht auf rationale Gründe stützen. Das hat auch eine gewisse Logik, weil sie dazu dienen, den emotionalen Zusammenhalt der Gemeinschaft zu gewährleisten; und dafür müssen nach dieser Logik Opfer gebracht werden.

Vorurteile im Wandel der Zeiten

Wolfgang STUMME hat 1971 und 1975 eine kritische Analyse der Vorurteilsforschung in der Psychiatrie vorgelegt. Seine Hauptkritik richtete sich gegen die mangelhafte Differenzierung im Hinblick auf die verwendete Sprache wie im Hinblick auf die »Betriebsblindheit« gegenüber der Realität der damaligen Psychiatrie. In den sechziger Jahren war es üblich, in der Forschung durchgängig den Begriff der

»Geisteskrankheit« (»mental illness«) zu verwenden. Außerdem wurde nicht nach Krankheitsgruppen und Krankheitsstadien sowie Schwere der Erkrankung differenziert. Die Blindheit der Psychiater betraf vor allem die Realität des damaligen psychiatrischen Alltags. Wie konnte eine Psychiatrie, die ihre Kranken in geschlossenen Anstalten unter »menschenunwürdigen, teilweise unmenschlichen« Bedingungen »behandelte« – so der Zwischenbericht der Psychiatrie-Enquete 1973 –, von der Öffentlichkeit erwarten, diesen Kranken vorurteilsfrei zu begegnen: Irgendeinen Grund für die Einschließung der Kranken mussten die Experten ja wohl haben. Zudem konnte man der Öffentlichkeit kaum vorhalten, falsche Vorstellungen im Hinblick auf die Heilbarkeit beziehungsweise »Unheilbarkeit« psychisch Kranker zu haben, wenn solche Vorstellungen in der Alltagspsychiatrie weit verbreitet waren.

Seither haben sich nicht nur die gesellschaftlichen Rahmenbedingungen gewandelt. Auch die Psychiatrie ist eine andere als damals. In den europäischen Ländern und in den USA hat sich seit Anfang der sechziger Jahre eine Psychiatriereform vollzogen: der Wandel von der Verwahrpsychiatrie zu einer therapeutischen und rehabilitativen Orientierung. Die Anstalten wurden geschlossen oder drastisch verkleinert und in klinische Betriebe umgewandelt. Allein in Deutschland entstanden über zweihundert psychiatrische Abteilungen an allgemeinen Krankenhäusern, über vierhundert Tageskliniken, ungezählte geschützte Wohnungen und Wohnheime, differenzierte ambulante Angebote von den Sozialpsychiatrischen Diensten über die Institutsambulanzen an Kliniken, Beratungsstellen und Kriseninterventionsdienste verschiedener Art und ambulante Behandlungsangebote bis hin zu einigen Tausend niedergelassenen Psychiatern und ärztlichen wie psychologischen Psychotherapeuten.

Die Veränderung der Institutionen ist wichtig, weil sie den Rahmen für therapeutisches Handeln in der psychiatrischen Versorgung bestimmen. Noch wichtiger ist die Individualisierung der therapeutischen Angebote und ihre Ausrichtung auf die Bedürfnisse der Kranken, die nicht mehr global als »Geisteskranke« begriffen und bezeichnet werden, sondern als kranke Menschen mit sehr unterschiedlichen psychischen Störungen. Die Sprache der Psychiatrie hat sich verändert und mit ihr ihre Sichtweise vom psychisch erkrankten Menschen und seinen Bedürfnissen. Aber nicht nur das: Im Gefolge dieser Umorientierung hat sie mit unterschiedlichem Erfolg versucht, spezifische therapeutische Verfahren zu entwickeln, sei es für Menschen mit Abhängigkeitserkrankungen, mit Demenzerkrankungen, mit Depressionen, psychotischen Störungen, Persönlichkeitsveränderungen oder mit reaktiven psychischen Störungen verschiedener Art. Erst die Differenzierung der Krankheiten und der Behandlungsmöglichkeiten erlaubt auch der Öffentlichkeit eine differenziertere Meinungsbildung – und damit die Korrektur mancher Vorurteile.

Das ist der entscheidende Unterschied zur traditionellen Anstaltspsychiatrie: Chronisch Kranke werden nicht mehr verborgen. Sie leben unter uns; sie prägen das Bild der Öffentlichkeit von psychischer Krankheit und psychisch Kranken. Die Psychiatrie hat diese Entwicklung zusammen mit ihren neueren therapeutischen Ansätzen als Durchbruch gefeiert. Die Öffentlichkeit ist dabei zwar nicht gefragt worden und wurde mit der »Psychiatrie der offenen Türen« oft unvorbereitet konfrontiert, aber die Psychiatrie hatte die Moral auf ihrer Seite. Allerdings braucht stadtteilnahe Psychiatrie eine Gemeinde, die sich kümmert – und keine, der das Sich-Kümmern aufgezwungen werden muss.

Die neue, offene und menschlichere Psychiatrie stellt hohe Anforderungen an die mitbetroffene Öffentlichkeit. Diese braucht Verständnis vonseiten der Psychiatrie, wenn sie Schwierigkeiten hat, diesen Prozess zu bewältigen. Sie braucht auch Verständnis, wenn Teile der Öffentlichkeit sich weigern, diese neue Rolle zu akzeptieren. Die Menschen brauchen keinen Tadel, sondern Hilfe. Wenn wir versuchen, Vorurteile, Diskriminierung und Stigmatisierung von psychisch Kranken zu überwinden oder doch wenigstens zu mildern, müssen wir dies in Rechnung stellen.

Neben dem sozialen Rahmen, den die neue Psychiatrie geschaffen hat, müssen wir zugleich den gesamtgesellschaftlichen Rahmen bedenken. Nach einer Phase der Liberalisierung des Denkens und der Ausweitung der Toleranz gegenüber andersartigen Menschen und abweichendem sozialen Verhalten in den siebziger Jahren – die »permissive« Gesellschaft wurde sie seinerzeit abwertend genannt – kam es seit den achtziger Jahren zu einer Wende zur Restauration und zu zunehmender Intoleranz, die manche als »geistig-moralische Wende« betrachteten. Es war wohl eher der Zeitgeist, der solche Tendenzen begünstigt hat, als gezielte politische Interventionen. Das Ergebnis ist dasselbe: längere

Haftstrafen, verminderte Duldsamkeit gegenüber Angehörigen von »Randgruppen« einschließlich der psychisch Kranken und vermehrte Einweisungen in forensisch-psychiatrische Kliniken – insbesondere von psychosekranken Menschen.

Diese gesellschaftliche Entwicklung erklärt neuere Forschungsergebnisse, die nahelegen, dass sich die Stigmatisierung schwer psychisch Kranker in den vergangenen dreißig Jahren nicht geändert hat. Im Gegenteil: Untersuchungen von ANGERMEYER (2007), ANGERMEYER u.a. (2013) und SCHOMERUS u.a. (2013) sowie eine Metaanalyse von SCHOMERUS u.a. (2013) scheinen das Gegenteil zu belegen. Bei einer Repräsentativbefragung im Jahre 2011 reagierten die Befragten mit deutlich mehr Angst und Distanzierung auf Menschen mit schizophrenen Erkrankungen, obwohl das Wissen über die Erkrankung und die Möglichkeiten, sie zu behandeln, zugenommen hatten. Die Untersucher verweisen darauf, dass die Annahme biologischer Ursachen bei Schizophrenie und Depression mit geringerer sozialer Akzeptanz der Betroffenen verbunden war. Solche Feststellungen entsprechen nicht den »gefühlten« Veränderungen vieler Menschen, die die Zeiten des Wandels miterlebt haben. Sie lassen sich aber nicht wegdiskutieren. Allerdings scheint mir eine vertiefte Analyse der Bedeutung der Ergebnisse auf dem Hintergrund des Wandels der Psychiatrie und der Gesellschaft während der letzten Jahrzehnte notwendig zu sein.

Wer Antistigma-Arbeit leisten will, kommt nicht umhin, die jeweiligen gesellschaftlichen Rahmenbedingungen zu berücksichtigen. Wenn es so ist, dass man mit Aufklärungs- und Öffentlichkeitsarbeit jeder Art nicht gegen den Zeitgeist ankommt, muss man seine Strategien zur Bekämpfung von Vorurteilen und Diskriminierungen überdenken. Diese müssen aus der jeweiligen Situation heraus und unter Berücksichtigung der jeweiligen gesellschaftlichen Bedingungen entwickelt werden. Eines allerdings ist klar: Es ist leichter, dem einzelnen Kranken in seiner persönlichen Situation zu helfen, die Folgen von Diskriminierung und Stigmatisierung aufzuarbeiten und dabei sein Selbstbewusstsein zu stärken, als »die Öffentlichkeit« davon zu überzeugen, dass psychisch kranke Menschen ganz anders sind, als manches Vorurteil uns weißmachen möchte. Was immer geht, das ist die »Antistigma-Arbeit von unten«, bei der das »Objekt der Aufklärung« Gelegenheit findet, dem »psychisch Kranken von nebenan« zu begegnen.

Literatur

Allport, G. (1971/engl. 1954): Die Natur des Vorurteils. Köln: Kiepenheuer und Witsch.

Amering, M.; Schmolke, M. (2012): Recovery – Das Ende der Unheilbarkeit. Köln: Psychiatrie Verlag.

Améry, J. (1976): Hand an sich legen. Diskurs über den Freitod. Stuttgart: Klett-Cotta.

Angermeyer, M. C. (1994): Einstellung der Bevölkerung zu Psychopharmaka. In: Naber, D.; Müller-Spahn, F. (Hg.): Clozapin. Pharmakologie und Klinik eines atypischen Neuroleptikums. Berlin, Heidelberg, New York: Springer, S. 113–123.

Angermeyer, M. C. (2003): Das Stigma psychischer Krankheit aus Sicht der Patienten – ein Überblick. In: *Psychiatrische Praxis*, 30, S. 358–366.

Angermeyer, M. C. (2007): Stigmatisierung psychisch Kranker nimmt zu. Kongressbericht. In: *Ärzte Zeitung*, 7. Dezember 2007.

Angermeyer, M. C.; Finzen, A. (Hg.) (1984): Die Angehörigengruppe. Familien mit psychisch Kranken auf dem Weg zur Selbsthilfe. Stuttgart: Enke.

Angermeyer, M. C.; Held, T.; Görtler, D. (1993): Pro und Contra: Psychotherapie und Pharmakotherapie im Urteil der Bevölkerung. In: *PPmP*, 43, S. 286–292.

Angermeyer, M. C.; Holzinger, A. (2005): Erlebt die Psychiatrie derzeit einen Boom der Stigmaforschung? In: *Psychiatrische Praxis*, 32, S. 399–407.

Angermeyer, M. C.; Matschinger, H.; Schomerus, G. (2013): Attitudes towards Psychiatric Treatment and People with Mental Illness: Changes over two Decades. In: *Brit. J. Psychiatry*, Epub ahead of print.

Angermeyer, M. C.; Schulze, B. (1998): Psychisch Kranke – eine Gefahr? In: *Psychiatrische Praxis*, 25, S. 211–220.

Angermeyer, M. C.; Schulze, B.; Dietrich, S. (2003): Courtesy Stigma – A Focus Group Study of Relatives of Schizophrenia Patients. In: *Soc. Psychiatry Psychiat. Epidemiol.*, 38, S. 593–602.

ANGERMEYER, M. C.; SIARA, C. S. (1994): Auswirkungen der Attentate auf Lafontaine und Schäuble auf die Einstellung der Bevölkerung zu psychisch Kranken. Teil 1: Die Entwicklung im Jahr 1990. In: *Nervenarzt*, 65, S. 41–48.

ANGERMEYER, M. C.; SIARA, C. S. (1994): Auswirkungen der Attentate auf Lafontaine und Schäuble auf die Einstellung der Bevölkerung zu psychisch Kranken. Teil 2: Die Entwicklung im Jahr 1991. In: *Nervenarzt*, 65, S. 49–56.

BARNES, M. (1983): Meine Reise durch den Wahnsinn. Frankfurt/Main: Fischer.

BATESON, G.; JACKSON, D. D.; HALEY, J.; WEAKLAND, J. u. a. (1969): Schizophrenie und Familie. Frankfurt/Main: Suhrkamp.

BATESON, G. (1983/engl. 1972): Ökologie des Geistes. Franfurt/Main: Suhrkamp.

BÄUML, J. (2008): Psychosen aus dem schizophrenen Formenkreis. Ein Ratgeber für Patienten und Angehörige. Berlin, Heidelberg, New York: Springer.

BENEDETTI, G. (1975): Psychiatrische Aspekte des Schöpferischen. Göttingen: Vandenhoeck und Ruprecht.

BERGER, M. (Hg.) (2012): Psychische Erkrankungen. München: Urban und Fischer.

BEUTTENMÜLLER, U. (1972): Das Bild des Geisteskranken aus der Sicht von 150 Patienten einer psychiatrisch-neurologischen Poliklinik. Med. Diss.: Tübingen.

BINDING, G. K.; HOCHE, A. (1920): Die Freigabe der Vernichtung lebensunwerten Lebens. Leipzig: Meiner.

BISCHKOPF, J. (2009): So nah und doch so fern: Mit depressiv erkrankten Menschen leben. Bonn: Psychiatrie Verlag.

BLEULER, E. (1988): Dementia Praecox oder die Gruppe der Schizophrenien. Leipzig: Deuticke 1911. Reprint: Mit einem Vorwort von Manfred Bleuler. Tübingen: Edition Diskord.

BLEULER, E.; BLEULER, M. (1975): Lehrbuch der Psychiatrie. Berlin, Heidelberg, New York: Springer.

BLEULER, M. (1985): Lebenslauf und Berufsweg. In: SHEPHERD, M. (Hg.): Psychiater über Psychiatrie. Weinheim und Basel: Beltz, S. 13–31.

BOCK, T. (2013): Basiswissen: Umgang mit psychotischen Patienten. Köln: Psychiatrie Verlag.

BÖKER, W.; HÄFNER, H. (1973): Gewalttaten Geistesgestörter. Eine psychiatrisch-epidemiologische Untersuchung in der Bundesrepublik Deutschland. Berlin, Heidelberg, New York: Springer.

BROWN, G.; MONK, E. M.; CARSTAIRS, G. M.; WING, J. K. (1962): Influence of the Familiy Life on the Course of Schizophrenic Illness. In: *Brit. J. prev. soc. Med.*, 16, S. 55.

BROWN, G. W. (1972): Die Familie des schizophrenen Patienten. In: VON CRANACH, M.; FINZEN, A. (Hg.): Sozialpsychiatrische Texte. Psychische Krankheit als sozialer Prozeß. Psychiatrische Epidemiologie. Berlin, Heidelberg, New York: Springer, S. 196–217.

BROWNING, C. R. (1996): Ganz normale Männer. Reinbek: Rowohlt.

BUCK, D., siehe: ZERCHIN, S.

CADALBERT-SCHMID, S. (1993): Sind Mütter denn an allem schuld? München: Kösel.

CIOMPI, L. (1980): Ist die chronische Schizophrenie ein Artefakt? In: *Fortschr. Neurol. Psychiatr.*, 48, S. 237–248.

COOPER, D. (1971): Psychiatrie und Antipsychiatrie. Frankfurt/Main: Suhrkamp.

COOPER, D. (1972): Der Tod der Familie. Reinbek: Rowohlt.

CORRIGAN, P. W. (1998): The Impact of Stigma on Severe Mental Illness. In: *Cognitive and Behavioral Practice*, 5, S. 201–222.

CORRIGAN, P. W.; LARSON, J. E.; RÜSCH, N. (2009): Self-Stigma and the »Why try« Effect: Impact of Life Goals and Evidence-based Practices. In: *World Psychiatry*, 8, S. 75–82.

CORRIGAN, P. W.; MARKOWITZ, F. E.; WATSON, A. C. (2004): Structural Level of Mental Illness Stigma und Discrimination. In: *Schizophrenia Bulletin*, 30, S. 481–491.

CORRIGAN, P. W.; WATSON, A. C. (2002): Understanding the Impact of Stigma on People with Mental Illness. In: *World Psychiatry*, 1, S. 16–20.

CORRIGAN, P. W.; WATSON A. C. (2006): The Paradox of Self-Stigma and Mental Illness. In: *Clinical Psychology*, 9, S. 35–53.

CUMMING, E.; CUMMING, J. (1957): Closed Ranks. An Experiment in Mental Health Education. Cambridge, Massachusetts: Harvard University Press.

DEGER-ERLENMAIER, H. (Hg.) (1992): Wenn nichts mehr ist, wie es war ... Angehörige psychisch Kranker bewältigen ihr Leben. Bonn: Psychiatrie Verlag.

DGPPN (2012a): Zum Urteil des Bundesverfassungsgerichts vom 23. März 2011 zur Zwangsbehandlung im Maßregelvollzug. Stellungnahme der DGPPN. In: *Nervenarzt*, 83, S. 259–264.
DGPPN (2012b): Memorandum zur Autonomie und Selbstbestimmung von Menschen mit psychischen Störungen. In: *Nervenarzt*, 83, S. 1491–1493.
Dörner, K.; Egetmeyer, A.; Koenning, K. (Hg.) (1982/1997): Freispruch der Familie. Wie Angehörige psychiatrischer Patienten sich in Gruppen von Not und Einsamkeit, von Schuld und Last freisprechen. Bonn: Psychiatrie Verlag.
Duster, T. (1973): Bedingungen für Massenmord ohne Schuldgefühl. In: Steinert, H. (Hg.): Symbolische Interaktion. Stuttgart: Klett-Cotta, S. 76–87.
Erikson, K.T. (1972/engl. 1956): Soziale Ungewissheit und seelische Krankheit. In: von Cranach, M.; Finzen, A. (Hg.): Sozialpsychiatrische Texte. Berlin, Heidelberg, New York: Springer, S. 7–20.
Erikson, K.T. (1978/engl. 1966): Die widerspenstigen Puritaner. Zur Soziologie abweichenden Verhaltens. Stuttgart: Klett-Cotta.
Erlenberger, M. (1977): Der Hunger nach Wahnsinn. Ein Bericht. Reinbek: Rowohlt.
Estroff, S. (2000): Social Community Services and the Risk of Violence Among Persons with Serious Mental Disorders. In: Hodgins, S. (Hg.): Violence among the Mentally Ill. Dordrecht, London: Kluwer, S. 383–388.
Finzen, A. (1969): Arzt, Patient und Gesellschaft. Stuttgart: Gustav Fischer Verlag.
Finzen, A. (1975): Gutachten zum Abbau von Vorurteilen gegenüber psychisch Kranken und Behinderten. Bundesdrucksache 7/4201 In: Psychiatrie-Enquête, Band II. Bonn: Deutscher Bundestag, S. 1130–1139.
Finzen, A. (1977): Die Tagesklinik. Psychiatrie als Lebensschule. München: Piper.
Finzen, A. (1980): Das zusammenleben verändert alle Beteiligten. In: *Frankfurter Allgemeine Zeitung*, Nr. 246, S. 9.
Finzen, A. (1993): Zwangsbehandlung mit Psychopharmaka. Das Recht auf Verweigerung der Therapie. In: *FAZ*, 208, 8. September 1993.
Finzen, A. (1994): Schizophrenie als Metapher. In: *Psychiatrische Praxis*, 21, S. 47–49.

FINZEN, A. (1996 a): Massenmord ohne Schuldgefühl. Bonn: Psychiatrie Verlag.

FINZEN, A. (1996 b): »Der Verwaltungsrat ist schizophren«. Bonn: Psychiatrie Verlag.

FINZEN, A. (1997): Psychische Krankheit und Gewalt. Ein Symposium. In: *Spektrum der Psychiatrie, Psychotherapie und Nervenheilkunde*, 26, S. 173–178 sowie in: *FAZ*, 174, 2, 30. Juli 1997.

FINZEN, A. (2000): Das zweite Leiden der psychisch Kranken. In: *FAZ*, 271, 3, 22. November 2000.

FINZEN, A. (2009 a): Basiswissen: Medikamentenbehandlung bei psychischen Störungen. Bonn: Psychiatrie Verlag.

FINZEN, A. (2009 b): Die Krankheit verheimlichen. Depression und Suizid. Zum Tod von Robert Enkeln: www.finzen.ch.

FINZEN, A. (2012): Das Recht auf Behandlungsverweigerung. Eine nachgeholte Debatte: In: *Soziale Psychiatrie*, 36, S. 3.

FINZEN, A. (2013 a): Schizophrenie. Die Krankheit verstehen, behandeln, bewältigen. Bonn: Psychiatrie Verlag.

FINZEN, A. (2013 b): Zwangsmedikation: die Psychiatrie nach den Urteilen – und davor. In: *Recht & Psychiatrie*, 31, S. 71–75.

FISCHER, M. (1995): Neue Aufgaben der Psychiatrie in Baden. Die Soziale Psychiatrie im Rahmen der sozialen Hygiene und der allgemeinen Wohlfahrtspflege (1912). In: FINZEN, A.; HOFFMANN-RICHTER, U. (Hg.): Was ist Sozialpsychiatrie? Bonn: Psychiatrie Verlag, S. 29–38.

FLICK, U. (1995): Psychologie des Sozialen. Repräsentationen in Wissen und Sprache. Reinbek: Rowohlt.

FRAME, J. (1993): Ein Engel an meiner Tafel. Autobiographischer Roman. München: Piper.

Frankfurter Allgemeine Zeitung (1995): Lonrho-Aktionäre: »Der Verwaltungsrat ist schizophren«, 73, S. 22, 27. März 1995.

FREIMÜLLER, L.; WÖLWER, W. (2012): Antistigma-Kompetenz. Stuttgart: Schattauer.

FROMM-REICHMANN, F. (1976/1939): Heilung durch Wiederherstellung von Vertrauen. In: MATUSSEK, P. (Hg.): Psychotherapie schizophrener Psychosen. Hamburg: Hoffmann und Campe.

FROMM-REICHMANN, F. (1948): Notes on the development of treatment of schizophrenics by psychoanalytic psychotherapy. In: *Psychiatry*, 11, S. 263–273.

GAEBEL, W.; PRIEBE, S. (2005): Machen Antistigmakampagnen Sinn? Pro und Kontra. In: *Psychiatrische Praxis*, 32, S. 218–220.

GARFINKEL, H. (1956): Conditions of Successful Degradation Ceremonies. In: *Am. Journal of Sociology*, 61, S. 420–424.

GERHARDT, U. (1986): Patientenkarrieren. Frankfurt/Main: Suhrkamp.

GERLINGER, G.; HAUSER, M.; DE HERT, M.; LACLUYSE, K.; WAMPERS, M. (2013): Personal stigma in schizophrenia spectrum disorders: A systematic review. In: *World Psychiatry*, 12, S. 155–164.

GESTRICH, J.; STIEF, J. (1981): Studienerfolg und Krankheitsverlauf schizophrener Studenten. Ergebnisse einer schriftlichen Katamnese. In: *Arch. Psychiat. Nervenkr.*, 230, S. 159–169.

GOFFMAN, E. (1972/engl. 1961): Asyle. Über die soziale Situation psychiatrischer Patienten und anderer Insassen. Frankfurt/Main: Suhrkamp.

GOFFMAN, E. (1975/engl. 1963): Stigma. Über Techniken der Bewältigung beschädigter Identität. Frankfurt/Main: Suhrkamp.

GOFFMAN, E. (1977): Rahmen-Analyse. Frankfurt/Main: Suhrkamp.

GOTTSCHLING, W. (1992): Die Welt schien in Ordnung. In: DEGER-ERLENMAIER, H. (Hg.): Wenn nichts mehr ist, wie es war. Angehörige psychisch Kranker bewältigen ihr Leben. Bonn: Psychiatrie Verlag, S. 12–18.

GREEN, H. (1973): Ich hab dir nie einen Rosengarten versprochen. Bericht einer Heilung. Stuttgart: Radius.

HÄFNER, H. (1995): Seelische Erkrankungen und die Gesellschaft. In: FINZEN, A.; HOFFMANN-RICHTER, U. (Hg.): Was ist Sozialpsychiatrie? Bonn: Psychiatrie Verlag, S. 54–63.

HARRINGTON, A. (2012): The Fall of the Schizophrenogenic Mother. In: *The Lancet*, 379, S. 1292–1293.

HARTMANN, W. (1969): Statistische Untersuchungen an langjährig hospitalisierten Schizophrenen. In: *Social Psychiatry*, 4, S. 101–114.

HELL, D.; SCHÜPBACH, D. (2008): Schizophrenien. Berlin, Heidelberg, New York: Springer.

HILL, L.B. (1958): Der psychotherapeutische Eingriff in die Schizophrenie. Stuttgart: Georg Thieme Verlag.

HODGINS, S. (Hg.) (2000): Violence among the Mentally Ill. Effective Treatments and Managing Strategies. Nato Science Series. Dordrecht, London: Kluwer.

Hodgins, S.; Müller-Isberner, R. (Hg.) (2000): Violence, Crime, and Mentally Disordered Offenders. Concepts and Methods for Effective Treatment and Prevention. Chichester, New York, Weinheim: Wiley.

Hoffmann-Richter, U. (2000): Psychiatrie in der Zeitung. Urteile und Vorurteile. Bonn: Das Narrenschiff im Psychiatrie Verlag.

Hoffmann-Richter, U.; Alder, B.; Finzen, A. (1998 a): »Vermischte Meldungen«. Ein kriminogenes Leiden. Die Schizophrenie im Lokalteil der *Neuen Zürcher Zeitung*. In: *Krankenhauspsychiatrie*, 9, S. 110–115.

Hoffmann-Richter, U.; Alder, B.; Hinsemann, V.; Finzen, A. (1998 b): Schizophrenie in der *Neuen Zürcher Zeitung*. In: *Psychiatrische Praxis*, 25, S. 14–18.

Hoffmann-Richter, U.; Dittmann, V. (1996): Die forensische Psychiatrie im Spiegel der Schweizer Presse. In: *Recht & Psychiatrie*, 16, S. 19–24.

Hoffmann-Richter, U.; Müller, B.; Streb, P. (1994): Eine parteiliche Spezialsprechstunde für Angehörige. In: *Psychiatrische Praxis*, 21, S. 79–80.

Horkheimer, M. (1963): Über das Vorurteil. Westdeutscher Verlag: Köln.

Jackson, D.D. (Hg.) (1960): The Etiology of Schizophrenia. New York: Basic Books.

Jaspers, K. (1932): Philosophie, Band II. Berlin: Julius Springer.

Katschnig, H. (Hg.) (1989): Die andere Seite der Schizophrenie. Patienten zu Hause. München: Psychologie Verlags Union.

Knuf, A. (2013/2004): »Das Stigma auf der Innenseite der Stirn«. In: www.beratung-und-fortbildung.de/stigma.

Kontakt (1995): Nobelpreis für Schizophrenie-Erkrankte, 18, S. 16.

Kretschmer, E. (1966): Mensch und Lebensgrund. Tübingen: Rainer Wunderlich Verlag.

Kuiper, P.C. (1991): Seelenfinsternis. Die Depression eines Psychiaters. Frankfurt/Main: Fischer.

Lauber, C.; Nordt, C.; Braunschweig, C.; Rössler, W. (2006): Do mental health professionals stigmatize their patients? In: *Acta Psychiatrica Sandinavica*, (Suppl.), S. 51–59.

Laing, R.D. (1972): Phänomenologie der Erfahrung. Frankfurt/Main: Suhrkamp.

LAING, R.D. (1976): Das geteilte Selbst. Eine existentielle Studie über geistige Gesundheit und Wahnsinn. Reinbek: Rowohlt.

LEFF, J.P. (1977): Die Angehörigen und die Verhütung des Rückfalls. In: KATSCHNIG, H. (Hg.): Die andere Seite der Schizophrenie. München: Urban & Schwarzenberg, S. 167–180.

LIDZ, T. (1979): Der gefährdete Mensch. Ursprung und Behandlung der Schizophrenie. Frankfurt/Main: Fischer.

LIDZ, T.; FLECK, S. (1979): Die Familienumwelt der Schizophrenen. Stuttgart: Klett-Cotta.

LINDQVIST, P.; ALLEBECK, P. (1997): Schizophrenia and assaultive Behaviour. In: *Acta Psychiatr. Scand.*, 81, S. 191–195.

LINK, B. (2000): Capturing Change: An Approach to Managing Violence and Improving mental Health. In: HODGINS, S. (Hg.): Violence among the Mentally Ill. Dordrecht, London: Kluwer, S. 119–144.

LINK, B.; PHELAN, J. (2001): Conceptualizing Stigma. In: *Annual Review of Sociology*, 27, S. 363–385.

LINK, B.; PHELAN, J. (2006): Stigma and its Public Health Implications. In: *Lancet*, 367, S. 528–552.

LIPP, W. (1975): Selbststigmatisierung. In: BRUSTEN, M.; HOHMEIER, J. (Hg.): Stigmatisierung 1. Darmstadt: Luchterhand, S. 22–53 (zit. nach: www.bidoc.uibk.ac.at).

LIPP, W. (2010/1985): Stigma und Charisma. Über soziales Grenzverhalten. Würzburg: Ergon.

LUEKEN, V. (1994): Ich in der Spiegelstadt. Die autobiographische Fiktion der Neuseeländerin Janet Frame. In: *Die Psychotherapeutin*, 2, S. 89–93.

LUHMANN, N. (1996): Die Realität der Massenmedien. Opladen: Westdeutscher Verlag.

MONAHAN, J.; APPELBAUM, P.S. (2000): Reducing Violence Risk: Diagnostically Based Clues from the McAthur Violence Risk Study. In: HODGINS, S. (Hg.): Violence among the Mentally Ill. Dordrecht, London: Kluwer, S. 19–34.

MOSCOVICI, S. (1961): La psychoanalyse, son image et son public. Paris: Presses Universitaires Française.

MOSCOVICI, S. (1984): The phenomena of social representations. In: FARR, R.M.; MOSCOVICI, S. (Hg.): Social representations. Cambridge: University Press, S. 3–69.

MÜLLER, C. (1972): Psychotherapie und Soziotherapie der endogenen Psychosen. In: KISKER, K.P.; MEYER, J.E.; MÜLLER, M.; STRÖMGREN, E. (Hg.): Psychiatrie der Gegenwart, Band II/1. Berlin, Heidelberg, New York: Springer, S. 292–392.

MÜLLER, A. (1993): A. Müller spricht mit Rudolf Augstein. In: *Die Zeit*, Nr. 42 vom 15. Oktober 1993.

MÜLLER, C. (1992): Die Gedanken werden handgreiflich. Berlin, Heidelberg, New York: Springer.

MÜLLER, K.E. (1996): Der Krüppel. München: C.H. Beck.

NASAR, J. (1999): Auf den fremden Meeren des Denkens. Das Leben des genialen Mathematikers John Nash. München: Piper.

NORDT, C.; RÖSSLER, W.; LAUBER, C. (2006): Attitudes of Mental Health Professionals toward People with Schizophrenia and Major Depression. In: *Schizophrenia Bulletin*, 32, S. 709–714.

OGBURN, W.F. (1922/1966): Social Change. Oxford: Delta Books.

OSTERFELD, M. (2013): Reform oder Entgelt – Wohin geht die Psychiatriereform? In: *Psychosoziale Umschau*, 28, 2, S. 13.

PARSONS, T. (1967/engl. 1958): Definition von Gesundheit und Krankheit im Lichte der sozialen Struktur Amerikas. In: MITSCHERLICH, A.; BROCHER, T.; VON MEHRING, O.; HORN, K. (Hg.): Der Kranke in der modernen Gesellschaft. Köln: Kiepenheuer & Witsch.

PETERS, U.H. (1999): Wörterbuch der Psychiatrie und Medizinischen Psychologie. München: Urban & Schwarzenberg.

PETERSON, D.; BARNES, A.; DUNCAN, C. (2008): Fighting Shadows. Self-Stigma and Mental Illness. Mental Health Foundation of New Zealand.

PHELAN, J.; LINK, B.; DOVIDIO, J.F. (2008): Stigma and Prejudice: One Animal or two? In: *Social Science and Medicine*, 67, S. 358–367.

PLATH, S. (1968): Die Glasglocke. Frankfurt/Main: Suhrkamp.

PRIEBE, S.; GAEBEL, W. (2005): Machen Antistigmakampagnen Sinn? Pro und Kontra. In: *Psychiatrische Praxis*, 32, S. 218–220.

PRYOR, J.B.; REEDER, G.D.; MONROE, A.E. (2012): The Infection of bad Company: Stigma by Association. In: *Journal of Personality and Social Psychology*, 102, 2, S. 224–241.

Psychiatrie-Enquête (1975). Bericht über die Lage der Psychiatrie in der Bundesrepublik Deutschland. Bundestagsdrucksache 7/4201. Bonn: Deutscher Bundestag.

RINGEL, E. (1969): Selbstmordverhütung. Bern: Hans Huber Verlag.

ROSEN, J.N. (1953): Direct Analysis: Selected Papers. New York: Grune & Stratton.

RÖSSLER, W.; SALIZE, H.J. (1995): Gemeindenahe Versorgung braucht eine Gemeinde, die sich sorgt. Die Einstellung der Bevölkerung zur psychiatrischen Versorgung und zu psychisch Kranken. In: *Psychiatrische Praxis*, 22, 2, S. 58–63.

RUFER, M. (2009): Irrsinn Psychiatrie. Bern: Zytglogge.

RÜSCH, N.; ANGERMEYER, M.C.; CORRIGAN, P.W. (2005): Das Stigma psychischer Erkrankung: Konzepte, Formen und Folgen. In: *Psychiatrische Praxis*, 32, S. 221–232.

RÜSCH, N.; BERGER, M. (2012): Das Stigma psychischer Erkrankungen. In: Berger, M. (Hg.): Psychische Erkrankungen. München: Urban und Fischer, S. 951–957.

RÜSCH, N.; CORRIGAN, P.; WASSEL, A.; MICHAELS, P.; LARSON, J.E. (2009): Self-Stigma, Group Identification, perceives Legitimacy of Discrimination and Mental Health Service Use. In: *British Journal of Psychiatry*, 195, S. 551–555.

RÜSCH, N.; LIEB, K.; BOHUS, M.; CORRIGAN, P.W. (2006): Self-Empowerment and perceived Legitimacy of Discrimination among Women with Mental Illness. In: *Psychiatric Services*, 57, S. 399–402.

SARRAZIN, T. (2010): Deutschland schafft sich ab. München: Deutsche Verlagsanstalt.

SARTORIUS, N. (2001): Iatrogenic Stigma of Mental Illness. In: *BMJ*, 324.

SARTORIUS, N. (2007): Stigma and Mental Health. In: *Lancet*, 370, S. 810–811.

SAYCE, L. (1998): Stigma, Discrimination, and Social Exclusion: What's in a Word? In: *Journal of Mental Health*, 7, S. 331–343.

SAYCE, L. (2000): From Psychiatric Patient to Citizen: Overcoming Discrimination and Social Exclusion. London: Palgrave Macmillan.

SCHILLER, L. (2009): Wahnsinn im Kopf. Mein Weg durch die Hölle der Schizophrenie. Bergisch Gladbach: Gustav Lübbe Verlag.

SCHLOSBERG, A. (1993): Stigma and mental health professionals (stigmatizers and destigmatizers). In: *Medical Law*, 12, S. 409–416.

SCHOMERUS, G. (2013): Die Psychiatrie hat sie verändert – hat das schon jemand bemerkt? Auswirkungen der Psychiatrie-Reform auf die öffentliche Meinung 1990 und 2012. Vortrag zur XV. Tagung »Die subjektive Seite der Schizophrenie«. Hamburg, 27. Februar bis 1. März 2013.

SCHOMERUS, G.; MATSCHINGER, H.; ANGERMEYER, M.C. (2013): Causal Beliefs of the Public and Social Acceptance of Persons with Mental Illness. In: *Psychological Medicine*, 4, S. 1–12.

SCHOMERUS, G.; SCHWAHN, C.; HOLZINGER, A. u.a. (2012): Evolution of Public Attitudes about Mental Illness: a Systematic Review and Metaanalysis. In: *Acta Psychiatrica Scandinavica*, 125, S. 440–452.

SCOBEL, W.A. (1981): Suizid – Freiheit oder Krankheit? In: HENSELER, H.; REIMER, C. (Hg.): Selbstmordgefährdung. Zur Psychodynamik und Psychotherapie. Stuttgart, Bad Cannstatt: Friedrich Frommann, S. 82–112.

SEELHORST, R.-M. (1984): Psychisch Kranke in der Familie – aus der Sicht der Angehörigen. In: ANGERMEYER, M.C.; FINZEN, A. (Hg.): Die Angehörigengruppe. Familien mit psychisch Kranken auf dem Weg zur Selbsthilfe. Stuttgart: Enke.

Self-Stigma Information (2013): www.selfstigma.psych.iastate.edu.

SELVINI PALAZZOLI, M. (1992): Die psychotischen Spiele der Familie. Stuttgart: Klett-Cotta.

SHEPERD, M. (Hg.) (1985): Psychiater über Psychiatrie. Weinheim, Basel: Beltz.

SHORTER, E. (1994): Moderne Leiden. Reinbek: Rowohlt.

SHORTER, E. (1997): A History of Psychiatry. New York u.a.: Wiley.

SIMON, F.B. (1993): Unterschiede, die Unterschiede machen. Frankfurt/Main: Suhrkamp.

SIMON, F.B. (2012): Meine Psychose, mein Fahrrad und ich. Heidelberg: Carl Auer.

SONTAG, S. (1981): Krankheit als Metapher. Frankfurt/Main: Fischer.

SONTAG, S. (1989): Aids und seine Metaphern. München, Wien: Hanser.

SPENNATO, M.G. (1997): Through the Eye of a Stranger 1. In: www.nycvoices.org.

STEINERT, T. (1995): Aggression bei psychisch Kranken. Stuttgart: Enke.

STEUER, N. (2012): Krankheit und Ehre. Bielefeld: Transscript.

STIERLIN, H. (1992): Von der Psychoanalyse zur Familientherapie. München: dtv.

STRAUSS, A. (1964): Psychiatric Ideologies and Institutions. Glendoe: The Free Press.

STUBER, J.; MEYER, I.; LINK, B. (2008): Stigma, Prejudice, Discrimination and Health. In: *Social Science and Medicine*, 67, S. 351–357.

STUMME, W. (1971): Das Verhältnis der Öffentlichkeit zum Geisteskranken. In: LAUTER, H.; MEYER, J.E. (Hg.): Der psychisch Kranke und die Gesellschaft. Stuttgart: Thieme, S. 43–50.

STUMME, W. (1975): Psychische Erkrankungen im Urteil der Bevölkerung. München, Berlin, Wien: Urban & Schwarzenberg.

SUSSER, M. (1969): Mündliche Mitteilung. London.

SUSSER, M.; WATSON, W.; HOPPER, K. (1985): Sociology in Medicine. Oxford: OUP.

SUTHERLAND, S. (1980): Die seelische Krise. Vom Zusammenbruch zur Heilung. Frankfurt/Main: Fischer.

SWARTZ, M. (2000): Pharmacological Interventions for Preventing Violence among the Mentally Ill. In: HODGINS, S. (Hg.): Violence among the Mentally Ill, S. 171–192.

SZASZ, T. (1976/1979): Schizophrenie – das heilige Symbol der Psychiatrie. Wien: Europaverlag.

TAYLOR, P.J.; GUNN, J. (1999): Homicides by People with Mental Illness: Myth and Reality. In: *Brit. J. Psychiat.*, 174, S. 9–14.

THOMAS, W.I.; SWAINE THOMAS, D.S. (1928): The Child in America. New York: Knopf.

UHLEMANN, T. (1990): Stigma und Normalität. Göttingen: Vandenhoeck und Ruprecht.

UTSCHAKOWSKI, J.; SIELAFF, G.; BOCK, T. (2012): Vom Erfahrenen zum Experten: Wie Peers die Psychiatrie verändern. Bonn: Psychiatrie Verlag.

VAUGHN, C.; LEFF, P. (1989): Umgangsstile in Familien mit schizophrenen Patienten. In: KATSCHNIG, H. (Hg.): Die andere Seite der Schizophrenie. Patienten zu Hause. München: Psychologie Verlags Union, S. 181–194.

WATSON, A.; CORRIGAN, P.W.; LARSON, J.E.; SELLS, M. (2007): Self-Stigma in People with Mental Illness. In: *Schizophrenia Bulletin*, 33, S. 1312–1318.

WESSELY, S. (1997): The Epidemiology of Crime, Violence and Schizophrenia. In: *Brit. J. Psychiatry*, 170, S. 8–11.

Wikibooks (2012): Stichwort: Die Allport-Skala.

Wikipedia (2012): Stichwort: Vorurteile.

Willmann, U. (1999): Gefährliche Altlasten. Der Selbstmord einer Frau konnte verhindert werden. In: *Facts*, S. 32–34.

Wing, J.K. (1980): Innovations in social psychiatry. In: *Psychol. Med.*, 10, S. 219–230.

Wing, J.K. (2010): Reasoning about Madness. London, New Brunswick: Transaction Publishers.

Zerchin, S. (1990): Auf der Spur des Morgensterns. Psychose als Selbstfindung. München, Leipzig: List. (Eine Neuausgabe mit einem Anhang »Wie es weiterging« erfolgte 2005 im Paranus-Verlag, Neumünster, in Kooperation mit dem Anne Fischer-Verlag, Norderstedt.)

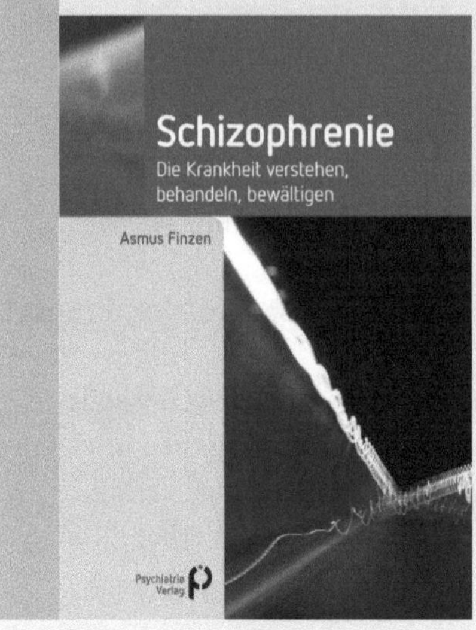

Asmus Finzen
Schizophrenie – die Krankheit verstehen, behandeln, bewältigen
ISBN Print: 978-3-96605-046-3
ISBN PDF: 978-3-96605-047-0
256 Seiten, 25,00 Euro

Schizophrenie verstehen

Die Diagnose einer Schizophrenie ist nicht das Ende. Sie ist der Anfang und der Beginn eines Erfahrungs- und Lernprozesses mit dem Ziel, die Krankheit zu überwinden oder so gut wie möglich mit ihr zu leben. Grundvoraussetzung dafür ist ein umfassendes Verständnis für diese psychische Erkrankung und der Aufbau einer vertrauensvollen Beziehung zwischen Erkrankten, Angehörigen und Behandelnden.

»Schizophrenie« – keine Diagnose ist mit so vielen Vorurteilen behaftet. Der Mythos der Unheilbarkeit geistert nach wie vor durch die Köpfe von Angehörigen, Erkrankten und professionell Tätigen, die Stigmatisierung der Betroffenen ist hoch. Diese Umstände erschweren einen angemessenen Umgang mit der komplexen
Erkrankung enorm und können einer erfolgreichen Therapie im Weg stehen. Diese stark erweiterte Neuausgabe enthält alle relevanten Aspekte zum Umgang und zur Behandlung der Krankheit unter Berücksichtigung sozialer, psychologischer und biologischer Aspekte. Das Erleben und Miterleben Betroffener und Angehöriger zeigt sich in vielen Fallbeispielen.
Stärke dieses Buches ist seine Verständlichkeit, die das Buch nicht nur für professionell Tätige, sondern auch für Betroffene und deren Angehörige so wertvoll macht.

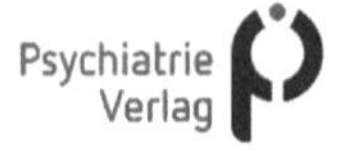

Telefon 0221 167989-0, info@psychiatrie-verlag.de
E-Mail: verlag@psychiatrie.de, Internet: www.psychiatrie-verlag.de

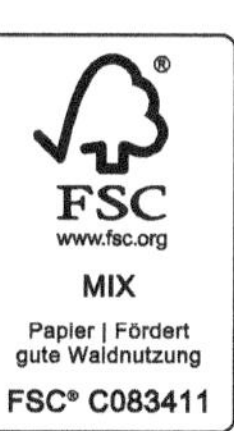

Zeitfracht Medien GmbH
Ferdinand-Jühlke-Straße 7
99095 Erfurt, Deutschland
produktsicherheit@kolibri360.de